I0040049

ÉTUDE

SUR

QUELQUES FORMES COMPLIQUÉES

DE LA

FIÈVRE INTERMITTENTE

ET SUR LEUR TRAITEMENT

PAR

L'EUCALYPTUS GLOBULUS

ET PAR

les Eaux minérales

DE

LONS-LE-SAUNIER (JURA)

EXAMEN CRITIQUE DE QUELQUES PRÉJUGÉS MÉDICAUX

Eugène Wasserzug

Docteur de plusieurs Facultés de médecine,
ex-Organisateur en chef des hôpitaux et des ambulances des armées
etc., etc., etc.

PRIX : 2 FRANCS

PARIS

ADRIEN DELAHAYE

ÉDITEUR DE LA SOCIÉTÉ DE BIOLOGIE ET DE LA SOCIÉTÉ ANATOMIQUE
DE PARIS

Place de l'Ecole-de-Médecine

1873.

T⁵¹
70

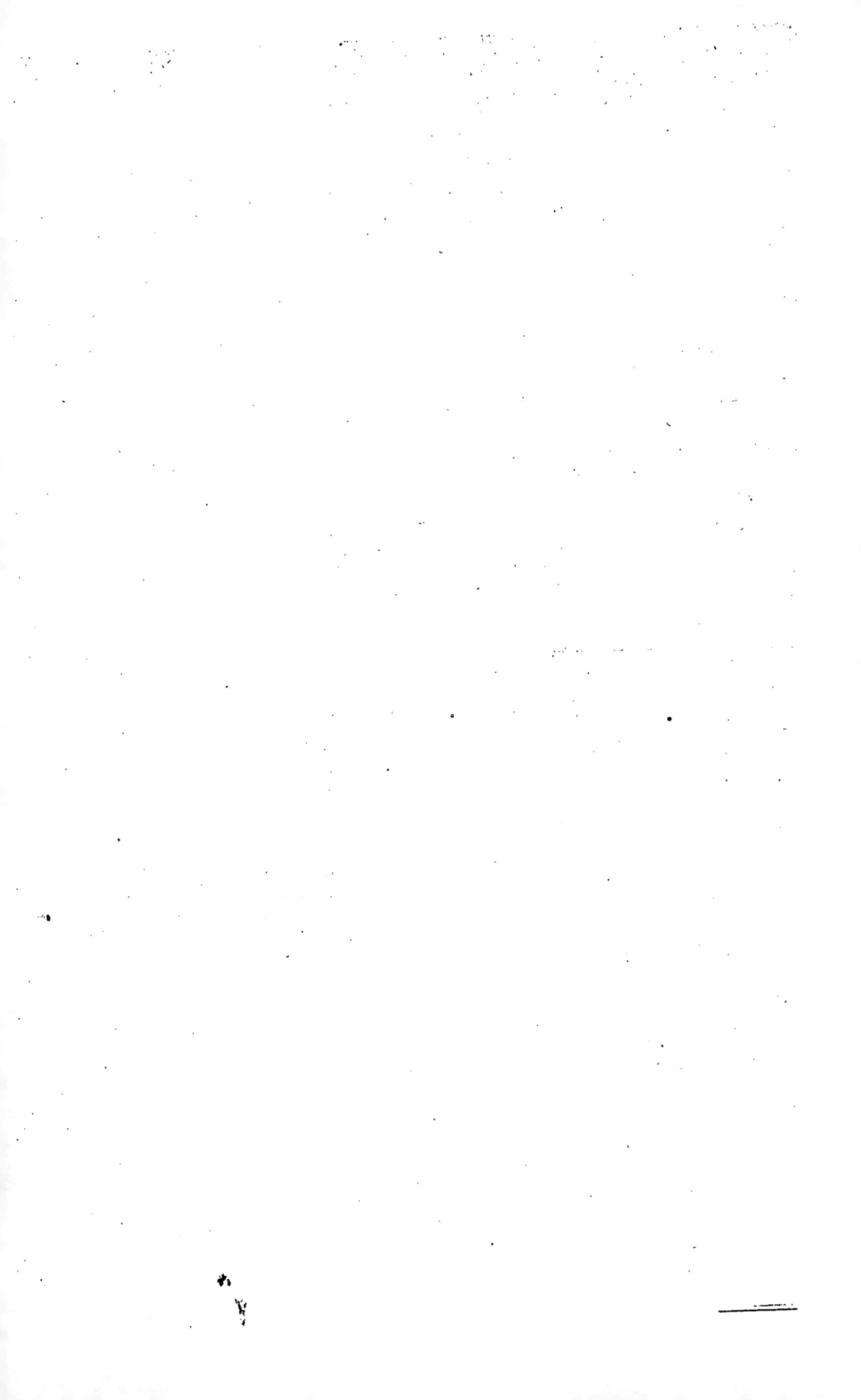

ÉTUDE

SUR

QUELQUES FORMES COMPLIQUÉES

DE LA

FIÈVRE INTERMITTENTE

ET SUR LEUR TRAITEMENT

PAR

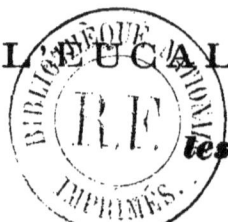 L'EUCALYPTUS GLOBULUS

ET PAR

les Eaux minérales

DE

LONS-LE-SAUNIER (JURA)

EXAMEN CRITIQUE DE QUELQUES PRÉJUGÉS MÉDICAUX

Eugène Wasserzug

**Docteur de plusieurs Facultés de médecine,
ex-Organisateur en chef des hôpitaux et des ambulances des armées
etc., etc., etc.**

PARIS

ADRIEN DELAHAYE

ÉDITEUR DE LA SOCIÉTÉ DE BIOLOGIE ET DE LA SOCIÉTÉ ANATOMIQUE
DE PARIS

Place de l'Ecole-de-Médecine

—

1873.

Te 51/70

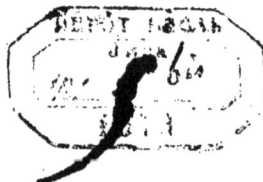

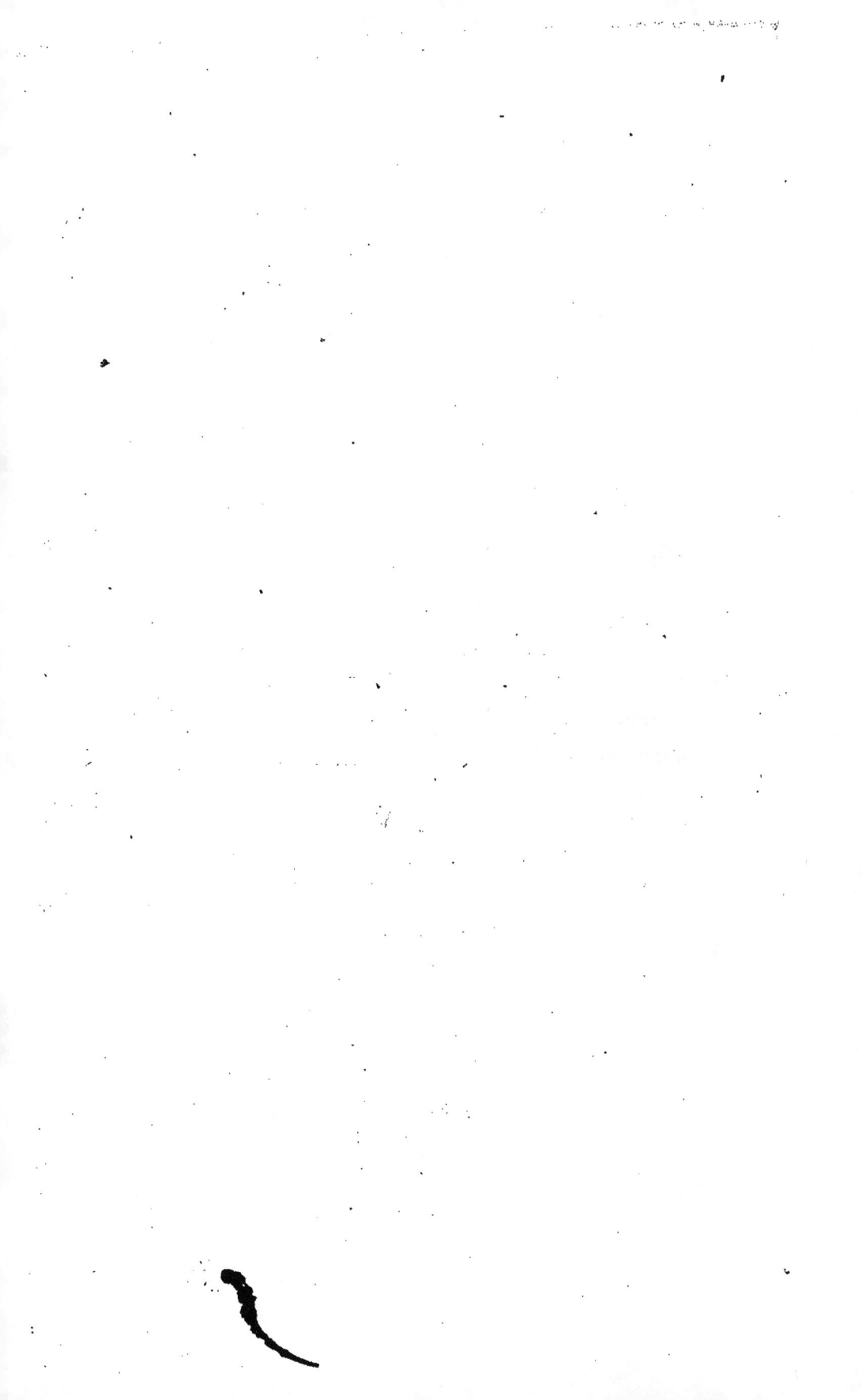

PRÉFACE

L'histoire de la médecine est l'histoire des progrès réalisés, pendant les siècles, dans les sciences exactes.

Au temps que les incantations étaient un culte, la cabale un concept divin, l'astrologie une philosophie, l'alchimie une science, la médecine ne fut qu'une spéculation avide, que le bon sens des sénateurs romains proscrivait aux hommes libres, que Caton interdisait à son fils, que Pline stigmatisait, que Molière raillait et que Rousseau dédaignait.

Aussi, le médecin d'alors n'était-il qu'un prêtre, un mage, un vendeur de thériaque et d'orviétan, un afficheur, un crieur public.

La médecine ne cessa d'être un mot vain que quand les Galien, les Harvey, les Lavoisier commencèrent à répandre une nouvelle lumière sur les lois qui règlent et coordonnent les éléments divers de la nature, lumière

qui s'infiltra à travers toutes les fissures des portes grillées des vieilles écoles, où l'on ne savait pas observer
les faits, combiner les idées, mais seulement les addi-
tionner.

Des pygmées grimpant l'un sur l'autre pour faire un
géant !

Ainsi, condamnée pendant quatre ou cinq mille ans à
une sorte de métempsycose à travers les systèmes les
plus opposés, sans jamais s'étayer sur un fait, sur une
vérité constatée, la médecine ne s'en vit délivrée, ne
parvint à secouer toute la poussière traditionnelle
qu'après avoir soumis les faits et les théories au creuset
de l'observation et de l'expérimentation.

C'est la physique et la chimie qui ont doté le médecin
de deux nouveaux sens — qu'on nous passe cette ex-
pression —. A travers le microscope nous contemplons
l'invisible ; avec la cornue nous touchons l'impalpable.

Armée de ces deux sens, la médecine actuelle re-
pousse ou plutôt elle dédaigne toute entité, toute théorie
spéculative, tout système préconçu qu'un rêve enfante et
qu'un autre rêve détruit.

Elle renverse, comme de vieilles idoles usées, même
le trépied empirique, dont la tradition constitue la base
la plus solide ; tradition qui nous mènerait infaillible-

ment aux quatre éléments, aux quatre humeurs cardinales, aux esprits, aux causes occultes, à la matière peccante, etc.

Enfin, elle ne s'occupe que d'observer les phénomènes, d'étudier la force, d'en apprécier les effets, et de laisser aux-empiriques le soin de disséquer l'inconnu.

Dans leurs disputes ni vaines ni sanglantes, nos grands maîtres ne doivent plus, comme au moyen-âge, se proposer pour but de remporter la victoire, mais seulement de faire briller la vérité.

L'étudiant en médecine ne doit plus fréquenter une « *machine à docteurs* », comme dit Dupuytren, pour savoir saigner, purger et émétiquer ; mais il doit par un stage, observer, expérimenter et apprendre, au lit du malade, mettre à profit les découvertes faites dans le domaine des sciences exactes.

Le médecin d'aujourd'hui fait moins appel à la mémoire, qu'au jugement, jugement basé sur des données physiques et chimiques.

Il ne formulera pas le diagnostic des maladies des yeux, de l'oreille, du larynx, sans s'appuyer sur l'observation physique ; il ne prononcera pas les mots de « diabète » ou de « leucémie » sans s'en convaincre préalablement par le microscope et la cornue ; enfin, il n'enverra pas indistinctement tous les malades atteints de gravelles aux eaux de Vichy, qui pour tel genre de gravelles — phosphate ou oxalate — sont certainement plutôt nuisibles qu'utiles.

Mais, dira-t-on, il n'est guère à présumer qu'un seul homme puisse embrasser toutes les sciences que la médecine actuelle a su se rendre tributaires. Chaque science, et la médecine elle-même, se divise et se subdivise en une multitude de petites parties ou spécialités, dont une seule suffit à remplir la vie entière d'un homme !

Nous demandons, à notre tour, quel syllogisme on prétend en dégager.

Faut-il tout ignorer, parce qu'on ne saurait tout savoir ? Faut-il que le médecin, devenu marchand de santé, mêle toutes ses formules traditionnelles dans son chapeau et, à la petite fortune, en tire la première venue ?

Pourquoi le médecin, même le médecin de province, serait-il astreint à s'occuper de *toutes* les branches de la médecine ?

Qu'on nous montre ce grand génie versé également dans la chirurgie, dans la pathologie des femmes et des enfants, dans le diagnostic des maladies des yeux, de la peau, etc. !

Mais, objectera-t-on encore, pour créer des spécialis-tes dans les provinces, que d'obstacles à surmonter, que de difficultés à vaincre !

Qu'on les vainque, qu'on les surmonte !

En voici un moyen parmi plusieurs autres.

Ne peut-on créer dans chaque département des so-ciétés d'émulation scientifique dont tous les médecins de ce département ou d'un arrondissement seront les membres actifs ?

Chaque membre sera obligé, au moins une fois par an, de remettre à la société un compte-rendu de ses observations scientifiques ou de médecine proprement dite. Ces observations seront discutées dans des assem-blées périodiques et obligatoires, et rendues publiques, si elles ont obtenu le suffrage de l'assemblée.

Ces sociétés constitueraient un progrès réel, 1° pour le gouvernement ; 2° pour le malade, et 3° pour le mé-decin lui-même.

Le gouvernement et l'académie se plaignent d'ignorer l'état sanitaire en France. Les rapports médicaux trans-mis à l'académie par le service de la médecine cantonale sont peu nombreux et non exempts de critique (V. Rapport général adressé par l'académie au ministre de l'agriculture, etc., par M. de Kergaradec.)

Les rapports élaborés par tous les médecins d'un département mériteront, certes, moins d'essuyer un blâme, que ceux élaborés par un seul médecin qui souvent n'est pas le plus occupé dans le canton.

Le malade apprendra mieux à apprécier le médecin à qui il devra accorder sa confiance.

Le médecin, enfin, trouvera dans cette organisation un précieux stimulant qui l'incitera à égaler, sinon à surpasser ses collègues.

Il pourra plus facilement s'adonner à une seule branche de la médecine et lui sacrifier tout son zèle, tout le loisir que lui accordent les obligations professionnelles.

Pour telle autre branche qu'il a forcément négligée, il s'adressera à tel autre sociétaire qui en a fait son étude de prédilection. Celui-ci s'empressera, avec une aménité toute confraternelle, de lui communiquer ce qu'il en sait.

Demain peut-être, par une réciprocité utile à tous, il prendra pour maître son disciple d'aujourd'hui.

L'opuscule que nous publions n'est qu'un essai que nous osons proposer aux membres futurs de la société d'émulation scientifique, dont nous venons d'indiquer l'utilité et d'ébaucher le programme.

Cet essai, malheureusement isolé, serait beaucoup moins imparfait s'il avait été soumis à une discussion préalable de ladite société, ou si l'auteur avait pu être éclairé ou aidé par quelqu'un de ses membres.

Le travail qui va suivre traite plus spécialement des maladies particulières au Jura, surtout de la fièvre paludéenne qui y est endémique, du moins dans la basse et la moyenne région, et qui y revêt des formes nombreuses. Il traite ensuite de la guérison de ces maladies, principalement par l'Eucalyptus globulus et par les eaux de Lons-le-Saunier.

Nous avons jugé à propos de préciser préalablement le diagnostic de ces maladies, pour mieux faire comprendre le rapport qui existe entre elles et les eaux indiquées.

C'est le résultat d'une étude assidue, auquel nous nous sommes livré, pendant les six années que nous avons passées dans le Jura.

Il ne manque à ce travail qu'une dernière démonstration : l'autopsie, laquelle n'est pas réalisable en province ; mais il s'étaie sur des données cliniques jointes

aux observations chimiques et physiques dont un médecin de province peut disposer.

Au cours de notre exposé, nous essaierons également,
en nous appuyant sur les auteurs les plus recommanda-
bles, plus encore que sur notre humble expérience, de
combattre certains préjugés médicaux qui s'opposent au
progrès de la santé publique.

On trouvera dans ce mémoire quelques opinions qui
n'ont pas la prétention d'obtenir le suffrage de la vieille
médecine, laquelle, dans sa retraite, engage encore
quelques petites escarmouches à l'arrière-garde.

Ce n'est pas pour elle que nous écrivons.

Dans nos critiques, nous ne nous attaquons qu'aux
doctrines qui nous semblent funestes aux médecins et
aux malades.

Si, dans la vivacité de la polémique, et dans l'ardeur
de notre conviction, quelques mots un peu rudes nous
échappaient, le lecteur voudra bien se rappeler que nous
sommes étranger, et que nous ne saurions toujours saisir
parfaitement les nuances délicates de la langue fran-
çaise, distinguer les mots qui expriment le sérieux de
ceux qui expriment le sévère.

Lons-le-Saunier, octobre 1872.

ERRATA

———

Page 6 ligne 27, Au lieu de *hommes atteints ;* lisez : *personnes atteintes.*
—   9 » 10 »   *les rec herches ;* lisez : *des recherches.*
— 14 » 22 » . *nous oublions les conditions |même ;* lisez :
                                oubliions les conditions mêmes.
— 17 » 22 »   *médic ;* lisez : *medic.*
— 18 » 23 »   *le baigne ;* lisez : *les.*
— 21 » 20 »   *moyens indiqués ;* lisez : *prescriptions*
                                indiquées plus haut.
— 31 »   5 »   *de l'emploi ;* lisez : *l'emploi.*
— 32 » 20 »   *déve-oppement ;* lisez : *développement.*
— 34 » 31 »   *trop lourd ;* lisez : *trop lourds.*
— 40 » 23 »   *cryptogames. ;* lisez : *cryptogames,.*
— 41 » 22 »   *hématomèse ;* lisez : *hématémèse.*
— 42 » 24 »   *pléthore ;* lisez : *pléthore.*
— 43 » 12 »   *que ce soit ;* lisez : *soient.*
— 50 » 13 »   *silice ;* lisez : *la silice.*
— 57 » 15 »   *dénoncent toute ;* lisez : *toutes.*
— 60 »   5 »   *si l'on exempte ;* lisez : *excepte.*
— 72 » 12 »   *mugnets ;* lisez : *muguets.*
— 72 » 27 »   *d'existence ;* lisez : *de l'existence.*
— 72 » 31 »   *disséminées ;* lisez : *disséminés.*
— 81 » 12 »   *mais aussi ;* lisez : *mais qui aussi.*
— 82 »   1 »   *avant tout disposer ou réveiller ;* lisez :
                                avant tout réveiller.
— 83 » 16 »   *déduction ;* lisez : *induction.*
— 85 »   3 »   *ou de Stahal le mouvement de Descartes ;*
                            lisez : *le mouvement de Descartes ou de*
                            Stahl.
— 86 » 19 »   *produit ;* lisez : *produisait.*
— 86 » 23 »   *a vomi ;* lisez : *avait vomi.*
— 86 » 30 »   *surpassait ;* lisez : *dépassait.*
— 88 »   5 »   *qui l'ont ;* lisez : *qui l'avaient.*
— 88 » 23 »   *est dense ;* lisez : *était dense.*
— 88 » 24 »   *il rougit ;* lisez : *il rougissait.*
— 88 » 29 »   *est conjuré ;* lisez : *fut conjuré.*
— 88 » 29 »   *molade est ;* lisez : *malade était.*
— 88 » 30 »   *elle prend ;* lisez : *avait pris.*
— 92 »   7 »   *elles ont passé ;* lisez : *elles passèrent.*
— 93 »   9 »   *droit qui ;* lisez : *droit, laquelle.*

V

DE LA

FIÈVRE INTERMITTENTE

SIMULANT

LA TUBERCULOSE

PREMIÈRE PARTIE.

I

La seule maladie qui règne d'une manière constante et endémique dans le Jura, c'est la fièvre intermittente.

Toutes les autres maladies, quoi qu'on en dise, ne sont qu'accidentelles.

Même le rhumatisme est moins fréquent dans notre département que dans les autres pays marécageux.

Comme la fièvre intermittente se présente à Lons-le-Saunier et dans les environs rarement sous les formes classiques du froid suivi

1.

de la chaleur, et ensuite de la sueur qui ferme le cycle morbide, et qu'elle y simule plutôt presque toutes les maladies que renferme la pathologie interne, nous allons essayer d'énumérer celles dont elle emprunte le plus souvent les symptômes trompeurs.

Elle apparaît tantôt sous forme aiguë : pneumonie, bronchite, pleurésie, gastrite, dyssenterie, névralgie, etc.; tantôt sous forme chronique : anémie ou ischémie, chlorose, bronchite chronique, dyspepsie, chez les adultes ; hémoptysie, hématémèse ou vomissements de sang, le dernier particulièrement chez les femmes, ainsi que les catarrhes des voies uro-génitales ; diarrhée, scrofule, etc., chez les enfants. Cette maladie-protée se faufile encore au sein de sa victime — se raillant de notre ignorance brevetée, — sous le masque d'un groupe de symptômes de la tuberculose.

Combien de ces pseudo-tuberculeux, disons-le d'avance, n'ont-ils pas trouvé dans les Eaux de Lons-le-Saunier un remède qu'ils avaient cherché en vain dans *l'altérant et la révulsion !*

II

En parlant de la tuberculose, nous regardons comme un devoir de disculper Lons-le-Saunier des reproches qu'on lui adresse de favoriser, à un haut degré, le développement de cette maladie.

Il faut que les malades, et les médecins qui y envoient leurs clients, sachent à quoi s'en tenir.

D'abord, c'est une vérité connue dans le monde médical, que les pays où règnent des maladies paludéennes, comptent le moins de tuberculeux.

Il serait étrange que le Jura seul fît exception.

A l'esprit sceptique, qui n'admet aucun raisonnement *à priori*, nous dirons que, étant aussi sceptique que lui, nous ne croirons à l'existence exagérée de cette maladie dans le Jura, que lorsque la statistique aura fait connaître le nombre des décès dûs à la tuberculose ; nous entendons la tuberculose reconnue telle, soit par les propriétés physiques des crachats, propriétés constatées par le microscope, et consistant dans la présence de fibres élastiques appartenant au tissu pulmonaire (Traube), soit par l'autopsie.

Or, jusqu'à présent, l'autopsie ne se pratique guère encore chez nous, en province, que pour éclairer les juges des tribunaux, et non pour éclairer les médecins.

La physique et la chimie n'y offrent encore, hélas ! que le charme de la curiosité, et sont loin d'y être des moyens péremptoires d'investigation, comme elles le sont pour les médecins des grands centres.

Tous les autres symptômes morbides, tels que la fièvre, la toux opiniâtre, l'épaisseur du crachat et sa couleur, l'amaigrissement, etc., sont, certes, des manifestations importantes, mais non absolument caractéristiques de la maladie en litige ; nous n'en exceptons pas même l'hémoptysie, c'est-à-dire le crachement de sang.

Aux yeux des personnes peu observatrices, cette opinion peut paraître paradoxale. Il n'en est rien.

Il suffit, pour trouver le fil d'Ariane dans la marche méandrique de la maladie paludéenne, de se rappeler qu'elle s'associe à toutes les maladies, moins en leur empruntant de nouveaux symptômes morbides, qu'en aggravant ou exagérant ceux qui existent.

Qu'un malade, atteint d'une pneumonie ou bronchite, prenne encore la fièvre intermittente, on verra la maladie primitive grandir peu à peu, jusqu'à prendre la forme d'un spectre tuberculeux.

Mais d'où viennent ces points de côté, cet amaigrissement, cette éruption de la peau, cette diarrhée et particulièrement cette hémoptysie ?

N'est-ce pas là un ensemble des symptômes frappants, caractéristiques, de la tuberculose ?

Oui, certes ! il y a une ressemblance telle, que l'empirisme, qui se contente d'*analogie*, n'hésiterait pas de faire manœuvrer toute une batterie thérapeutique contre ce redoutable ennemi qu'il se crée pour avoir la gloire de le combattre.

Quel triste triomphe ! Le vrai tacticien regarderait à deux fois si ce n'est pas contre les ailes d'un moulin à vent qu'il brûle, en pure perte, ses cartouches, je me trompe, ses moxas.

Examinons la valeur des symptômes séparément ; mais basons-nous sur les observations cliniques et les expériences physiques. Qu'importe en quel pays elles se sont produites, pourvu qu'elles soutiennent l'examen ; et nous verrons ce qu'il restera de cette tuberculose.

Commençons par le *point de côté*.

Sur vingt pseudo-tuberculeux jurassiens qui reçoivent nos soins, dix-neuf au moins sentent des douleurs pongitives du côté gauche.

Ces douleurs sont limitées, en haut, vers le cinquième ou sixième espace intercostal, dans la ligne axillaire, descendent jusqu'au rebord des fausses côtes, et les dépassent même bien souvent d'un travers de la main, si ce n'est davantage.

Dans la largeur, elles s'étendent de deux jusqu'à six centimètres de chaque côté de la ligne indiquée.

Ajoutons encore que presque tous ces malades montrent cette place fortement pigmentée, grâce aux emplâtres révulsifs.

Or, ces points latéraux n'appartiennent ni aux symptômes chloro-anémiques, ni à ceux de la tuberculose.

Chez les chloro-anémiques, les points finissent là où commencent ceux en question.

Chez les tuberculeux, les points sont aux premier, second et parfois jusqu'au troisième espace intercostal au-dessous des clavicules.

M. Péter, dans ses leçons cliniques recueillies par M. Finot à l'Hôpital de la Pitié (*Gazette des Hôpitaux*, page 309, 1870), l'a démontré assez longuement.

Si l'on examine cette place douloureuse avec le plessimètre, elle ne donne qu'un son mat.

Maintenant, avec les bouts de vos doigts joints ensemble, glissez au-dessous de l'hypocondre du même côté gauche, vous heurterez un corps plat et arrondi.

Faites faire ensuite à votre patient une profonde inspiration ; ce corps glissera au-dessous de vos doigts en suivant une ligne verticale de haut en bas, pour remonter aussitôt avec l'expiration.

Ce corps n'est donc pas attaché aux parois abdominales, car il aurait suivi ces parois dans leur mouvement horizontal.

Donc, c'est à une rate tuméfiée que nous avons à faire.

Chez les tuberculeux, nous trouvons aussi l'engorgement de la rate, mais comme suite de la maladie, et non comme cause déterminante ; il ne se développe que longtemps après l'existence de la tuberculose, et, bien entendu, ne détermine point de douleurs.

Dans les maladies paludéennes, au contraire, s'il est douteux que l'engorgement en question soit une cause déterminante de la maladie, nous savons du moins que c'est par l'engorgement de la rate qu'elles débutent ; et cet engorgement, dès son début, se manifeste par des douleurs, constamment dans les fièvres typhoïdes, et habituellement dans la fièvre intermittente, quand il devient plus considérable.

Nous avons donc acquis deux symptômes précieux, en faveur, non de la tuberculose, mais de la fièvre intermittente.

1° *Tuméfaction de la rate*, laquelle ne manque *jamais* dans la fièvre intermittente et peut atteindre, alors, une dimension qu'elle n'atteint jamais dans la tuberculose.

Ce symptôme est précieux, disons nous, parce qu'il est objectif et ne dépend que de notre investigation, au lieu des réponses souvent confuses du malade.

2° *Points de côté*, ou mieux *latéraux*, douleurs qui répondent exactement à la région de la rate tuméfiée.

3° *Eruption de la peau*. — C'est la Pityriasis lutea ou versicolor déterminée par le cryptogame microsporon furfur (Robin) dont sont atteints nos malades.

En Bresse, presque toutes les femmes sont affectées de cette maladie parasitaire, que favorise une vie anti-hygiénique, et qui est aussi peu pathognomonique pour la tuberculose que la gale, déterminée par le sarcopte de l'homme, l'est pour la dyscrasie herpétique, comme l'ont prétendu il n'y a pas longtemps, si nous ne nous trompons, les empiriques qui n'aiment pas le microscope, à ce qu'il paraît.

D'ailleurs, pour ce qui concerne l'éruption en question, voyez *Conférences cliniques sur la Phthisie*, de M. Paul Constantin, recueillies par M. Bronchin (*Gaz. des Hôp.*, 1871, n° 135.)

4° *Hemoptysie* et *Diarrhée*. — Nous joignons ces deux symptômes complexes, si redoutables à juste titre, aux tuberculeux, parce que nous les réduisons à une seule et même cause : la pression exagérée des vaisseaux sanguins.

Posons d'abord que bien des hémorrhagies, soit bronchorrhagie, soit pneumorrhagie (nous parlons du Jura), offrent en grande partie les symptômes de la leucémie, c'est-à-dire une augmentation considérable des globules blancs, et une diminution des rouges dans le sang. Cette leucémie est liénale, c'est-à-dire due à une maladie de la rate.

Or, la leucémie en elle-même constitue une diathèse hémorrhagique, à l'instar de quelques affections miasmatico-contagieuses, telles que le choléra, la fièvre jaune, la peste.

Nous croyons que Schuh est le premier qui ait établi cette tendance aux hémorrhagies chez les hommes atteints de maladie de la rate, tendance connue maintenant des chirurgiens.

En se basant sur cette expérience clinique, il serait prudent de ne pas attacher une grande valeur diagnostique à l'hémoptysie, dans le cas où elle se manifeste à côté de la leucémie.

Voilà pour la théorie ; voici pour les faits.

Les observations thermométriques chez les malades en question, nous ont démontré, d'une manière constante, un abaissement de température, jusqu'à 36 et même 35 degrés *au début* du crachement de sang. Deux ou trois heures après, la température s'est élevée, presque brusquement, à 38°50 degrés, et parfois même — la perte sanguinaire ayant été insignifiante, — à 39°50. Deux fois, l'ascension ne s'arrêta qu'à 40°40.

Ce qui est caractéristique, c'est que, avec l'ascension de la courbe thermométrique, l'hémoptysie commença à diminuer pour finir par des crachats sanguinolents ou même spumeux, exempts de toute trace sanguine.

Si nous comparons la quantité de sang perdu avec la courbe thermométrique, il nous semble qu'elle est en raison inverse de la température, nous voulons dire qu'elle est d'autant plus considérable, que la température baisse, et *vice versa*.

La durée du maximum thermique est d'une à trois heures ; très-rarement plus longue.

L'abaissement de la température au niveau normal est très-rapide, brusque même ; et, si la sueur est un peu abondante, il peut s'accomplir dans deux heures.

Ajoutons encore que toutes ces hémoptysies se répétaient tous les jours entre quatre et huit heures du matin. Chez trois de nos malades seulement, elles se répétaient encore le soir, entre cinq et huit heures.

Nous n'avons jamais fait de recherches thermiques sur les tuberculeux, qui sont plus que rares dans le Jura ; mais nous en avons fait quelques-unes sur les sujets affectés de pneumonie caséeuse, qui ne manque nulle part où l'on rend encore un culte aux *révulsifs et altérants.*

Nos collègues de la province savent combien il est difficile de faire des recherches de ce genre en dehors de l'hôpital.

Néanmoins, nous sommes persuadé que la courbe thermique que l'on obtient chez les tuberculeux est loin d'être concordante avec celle qui nous occupe. (1)

Est-ce une coïncidence fortuite que ce rapport observé par nous entre le degré de développement de l'hémoptysie et l'état de la température ?

A la première période de la fièvre intermittente, période de froid, de frisson et d'horripilation, les muscles de la peau et des artères périphériques se contractent convulsivement. Le sang est refoulé dans l'intérieur du corps, la peau offre l'aspect de la *chair de poule*, elle devient froide, accuse jusqu'à deux degrés de déficit de chaleur, tandis que l'intérieur accuse deux ou trois de bénéfice.

Les veines, par suite, regorgent de sang et prêtent aux ongles et aux lèvres un aspect livide.

En un mot, les vaisseaux ont maintenant à supporter un maximum de pression ; les organes intérieurs, une hypérémie active, collatérale ou compensatrice.

Admettons, maintenant, qu'un organe quelconque se trouve sous l'influence d'une maladie qui mette un obstacle dans le courant sanguin, ou qui produise une réplétion plus forte dans son système vasculaire, ou qui diminue la résistance des parois des vaisseaux, ou qui paralyse leurs muscles, enfin qui affaiblisse la tonicité des tissus qui entourent ces vaisseaux ; admettons, par exemple, que ce malade soit atteint de la fièvre intermittente ; il est évident que ces vais-

---

(1) Au moment où ce travail se trouve sous presse, nous recevons la brochure de M. Bilhaut (Etude sur la température dans la Phthysie pulmonaire.)

Nous y trouvons nos assertions constatées par des faits.

Qu'il nous soit permis, en parlant de cette brochure, de supposer que le malade de Cherbourg (observation VI, plan II, figure 10), atteint de douleur au côté (auquel côté ? à quelle côte ?) lequel offre une singularité dans sa courbe thermique, aurait peut-être contracté une fièvre intermittente au bord de la mer ?

Nous regrettons beaucoup que le temps nous manque pour étudier l'ouvrage de Wunderlich, cité par nos grands maîtres avec tant d'éloge.

seaux influencés par la maladie dont nous venons de parler se rompront dès que leurs parois ne pourront plus résister à la pression, qui est encore augmentée dans les frissons de la fièvre intermittente.

Nous aurons ainsi une hémorrhagie pulmonaire, intestinale, etc., selon les lieux que parcourent ces vaisseaux rompus.

Si la pression n'est pas assez forte pour rompre leurs parois distendues, il en suintera des gouttes séreuses, ou bien il ne se produira que de petites hémorrhagies, principalement par les capillaires et les veinules, sans produire une lésion appréciable de leurs parois. En effet, les recherches récentes ont démontré, avec évidence, que les globules blancs et rouges sortent du vaisseau, soit par une espèce de filtration, soit par des ouvertures, préexistantes physiologiquement, de la paroi vasculaire. (Conheim, Stricker, Wagner.)

Ainsi, nous aurons dans les poumons les symptômes d'hémoptysie, si un vaisseau pulmonal s'est rompu, ou des crachats spumeux, liquides, abondants, ou même une blennhorrhée bronchique, si la pression sanguine n'est pas assez élevée pour rompre la continuité des parois vasculaires.

S'il s'agit d'un vaisseau intestinal, nous aurons de même une diarrhée simple ou sanguinolente.

Nous pouvons étudier ces phénomènes de l'hypérémie avec les phases que nous venons de signaler, sur la matrice, à l'état cataménial qui nous offre une analogie frappante dans son hypérémie purement physiologique avec celle en litige.

Dans la matrice aussi, c'est l'hypérémie *périodique* qui rompt les parois des vaisseaux utérinaux et détermine le flux périodique.

Mais au début, quand la pression vasculaire n'a pas encore atteint le maximum, et à la fin quand elle diminue, la perte périodique devient rose et pâle, parce qu'elle est déterminée par la petite hémorrhagie capillaire, que nous avons expliquée plus haut ; et si elle est dépourvue de globules rouges, cette perte revêt le caractère de la leucorrhée « pertes blanches. »

Ce même phénomène, nous le trouvons encore répété physiologiquement dans les appareils digestifs et dans le système glandulaire.

Les sucs gastriques, pancréatiques, etc., doivent à l'hypérémie leur existence.

Ce n'est pas pour la première fois que nous rencontrons ces liens intimes entre les lois physiologiques et celles que nous appelons pathologiques.

En réalité, il n'y a pas deux physiologies, l'une normale et l'autre malade, comme il n'y a pas deux physiques, deux chimies, deux oxygènes, deux natures, l'une qui régit la santé et l'autre qui détruit et détériore.

Les combinaisons chimiques, dans le minéral comme dans l'être vivant, peuvent changer les formes, mais non les lois qui les régissent.

Les lois de la nature sont immuables comme leur Créateur. Les désordres apparents que nous y apercevons ne sont qu'un certificat d'indigence pour notre intelligence trop limitée.

Qu'importe au soleil, si la chauve-souris dédaigne ses rayons !

La nature est un miroir, avec cette différence capitale, que chacun s'y trouve beau : l'homme aux conceptions sublimes et l'homme aux conceptions grotesques ; celui qui n'y voit qu'une confusion fortuite des forces : — il pleut, parce qu'il ne fait pas beau temps ; — et celui qui voit dans chaque être organisé un monde infini d'activité, un monde en miniature.

Si les forces multiples qui nous pénètrent nous paraissent parfois contradictoires, si toutes les énergies de la nature qui se rencontrent en chaque point de notre corps, à chaque instant de notre existence, ne semblent se manifester que pour se détruire mutuellement ; c'est parce que nous n'apercevons que les doigts de l'artiste qui ondulent et se précipitent sur le clavier, sans ordre ni symétrie appréciable, et que nous n'entendons pas la suave harmonie qu'ils en tirent.

Pour l'observateur sérieux, il règne, dans la série des opérations merveilleuses de la nature, un tel ordre, qu'au lieu d'une confusion inextricable qu'on appelle maladie, au lieu d'une *matière peccante*, rebelle aux lois de la nature, c'est la même harmonieuse synergie qui caractérise les êtres doués de vie, qu'ils jouissent ou non de la santé.

Tout en eux se balance et se pondère, se commande et se répond.

Reprenons le fil de notre démonstration.

La périodicité de l'hémoptysie et sa coïncidence avec l'abaissement de la température, arrachent à la fièvre intermittente le masque emprunté à la tuberculose.

Il ne nous reste donc que la fièvre, la sueur et l'anémie, apanage de la tuberculose comme de la fièvre intermittente.

On voit qu'en prenant l'ensemble des symptômes morbides qu'offre la maladie que nous traitons, ou en pesant la valeur de chacun, il existe entre ces symptômes et ceux de la tuberculose une analogie qu'un médecin observateur ne peut ni ne doit confondre.

Combien est vraie cette assertion de notre grand maître Chomel : « L'analogie est souvent trompeuse ; et le médecin, lorsqu'il est obligé d'y recourir, ne doit avancer qu'avec la plus grande circonspection dans la route incertaine qu'elle lui présente. »

On a encore allégué, en faveur de la tuberculose dans le Jura, l'hérédité.

En effet, nous voyons des enfants, nés de parents affectés des symptômes que nous venons d'énumérer, lesquels vivent ou plutôt végètent sous le fardeau des mêmes manifestations morbides, et meurent comme leurs parents, fatigués de tousser, de s'emplâtrer et de se moxer.

Voilà encore un dada, l'hérédité, auquel on laisse trop souvent la bride sur le cou.

Nous croyons que l'hérédité de la tuberculose est encore un fait à démontrer.

Tout ce que nous savons sur ce chapitre, c'est que des parents tuberculeux, reconnus tels, non au moyen d'induction et de raisonnement, qu'un autre raisonnement peut détruire, mais au moyen de démonstrations microscopiques, engendrent des enfants débiles, d'une constitution maladive ; et que, d'un autre côté, toute faiblesse de constitution, soit héritée, soit acquise, par une maladie ou par un traitement trop rigoureux, offre un champ fertile au développement de la tuberculose, comme le font, d'ailleurs, le diabète, certaines maladies organiques de l'estomac — ulcus rotundum, — qui entravent la digestion (Dittrich, Mémeyer), enfin, certaines maladies aiguës, fièvres exanthématiques et typhoïdes, etc.

Cette prédisposition se combat mieux encore par un régime hygiénique que par l'huile de foie de morue.

Enfin, les expériences récentes d'inoculation de la matière tuberculeuse qui provoquerait la tuberculose, ne sont rien moins que concluantes.

Au risque même de passer pour paradoxal, — il est si facile aujourd'hui de passer pour tel, si l'on ne fléchit pas humblement le genou devant une opinion émise sans contrôle par le plus grand nombre, — nous dirons que la goutte même ne s'hérite pas.

Nous ne voulons pas alléguer nos propres expériences trop limitées ; mais nous citerons le grand Sydenham qui, après avoir admis,
il est vrai, l'hérédité, déclare que les excès dans le boire et le man-
ger, le sybaritisme et la fainéantise, en sont les causes les plus nombreuses.

M. Brown, à ce propos, dit que les enfants des riches héritent
la goutte avec la fortune ; mais que s'ils sont déshérités, ils ne
l'auront point, à moins qu'ils ne la gagnent en s'exposant aux causes qui la produisent.

Nous avons cité un médecin anglais plutôt que les observateurs
français, M. Barthez, par exemple, parce que nous supposons une
plus grande compétence chez les médecins anglais dans la question
de la goutte, qui est pour ainsi dire endémique en Angleterre.

Les médecins anglais prétendent même que, dans leur pays, il
n'existe pas une seule famille patricienne qui ne soit atteinte par la
goutte.

Pour ce qui concerne la tuberculose dans notre département, nous
ne concevons pas pourquoi on a recours à une fausse interprétation
de l'hérédité, là où le simple bon sens suffit pour l'expliquer.

La même cause morbigène qui a infecté le père et le grand-père
infecte le fils et le petit-fils, si ceux-ci continuent à s'en laisser influencer.

Ils auront de même des cors aux pieds, s'ils portent, comme leurs
parents, des chaussures étroites.

M. Collin (Saint-Honoré-les-Bains, *Guide pittoresque*), met aussi
en doute l'hérédité de la tuberculose.

Il n'admet pas qu'un enfant, né de parents phthisiques, porte
d'une manière fatale dans son organisme un germe de maladie qui
mettra vingt ou trente ans à se développer, alors que le travail de
composition et de décomposition se sera produit si souvent, sans
qu'il s'en soit montré la moindre trace ; mais nous croyons que cet
enfant, né dans des circonstances défavorables à la vie, sera sous

l'influence d'une altération de liquide telle que, plus qu'un autre, il sera prédisposé à l'affection tuberculeuse.

Cette manière de considérer l'hérédité dans la phthisie pulmonaire est consolante. Elle nous permet d'espérer qu'en agissant de bonne heure sur la constitution des sujets, la médecine pourra prévenir une affection qu'elle n'est que trop souvent impuissante à guérir. Comme le dit M. Piorry, « de ce que l'on est né de parents phthisiques, on n'est pas voué certainement à la phthisie. »

C'est donc dès l'enfance qu'il faut agir, lorsqu'on craint une maladie héréditaire, ou lorsque l'on reconnaît dans la débilité de la constitution une prédisposition meurtrière à la tuberculose. C'est l'enfant qu'il faut soumettre à un traitement préventif, plutôt que l'adulte à un traitement curatif.

III

La seule maladie héréditaire, que nous reconnaissons dans le département du Jura, c'est la négligence ou, disons le mot, la profonde ignorance des premières notions hygiéniques, laquelle se perpétue avec d'autant plus de persistance que l'hygiène est une des branches scientifiques qui sont peut-être le moins bien traitées et le moins populaires en France.

Il est vraiment singulier, que souvent dans nos ardentes recherches de jouir de la vie, nous oublions les conditions même de la vie.

« L'amour-propre, dit un philosophe dont le nom nous échappe, se

transforme en tant de manières, et agit par des principes si contraires, qu'il nous porte à sacrifier notre être pour l'amour de notre
être ; et tel est le cas que nous faisons de nous-mêmes, que nous
consentons à cesser de vivre, par un instinct obscur qui fait que
nous nous aimons plus que notre vie même. »

Cette négligence incompréhensible de l'hygiène forme l'apanage
de toutes les classes qui composent la population jurassienne, et
peut-être de la France, à la campagne comme à la ville, dans la
chaumière comme dans les grands appartements.

Sachons gré au ministre actuel de l'instruction publique, des
sages mesures qu'il prend, pour remplir cette lacune dans les lois
françaises, en rendant l'instruction hygiénique obligatoire.

Si nous osions pourtant émettre une opinion personnelle, nous
dirions que les moyens qu'on met en jeu n'atteindront peut-être pas
tout-à-fait le but proposé, et cela, pour deux raisons :

1° Il est trop hasardé de supposer que la science hygiénique soit
familière à tous les membres du corps médical.

L'hygiène n'est pas comme la science botanique, qui collectionne
dans un herbier les feuilles desséchées, décolorées et fanées, et qui
se contente de les reconnaître et de les étiqueter. Elle est plutôt une
science qui a pour but d'alambiquer et de distiller la fleur fraîche
et vivante pour en tirer une essence analeptique et fortifiante.

Elle suppose la connaissance des sciences préliminaires, la chimie, la physique et la physiologie, comme on suppose la connaissance des lettres alphabétiques dans la lecture.

2° La loi prescrit l'instruction hygiénique pour les Lycées. Or,
ceux qui fréquentent les Ecoles supérieures appartiennent, pour la
plupart, à la classe aisée ; et le véritable foyer des maladies miasmatico-contagieuses se trouve précisément dans la classe qui ne
fréquente que les écoles primaires.

Ne serait-il pas plus rationnel de rendre l'instruction hygiénique obligatoire, plutôt pour ces écoles-ci, de pourvoir les instituteurs d'un catéchisme hygiénique, élaboré, non par le premier médecin venu, mais par des spécialistes, qui, heureusement, manquent moins en France qu'à l'étranger ?

Qu'on nous permette une petite digression pour donner un aperçu rapide sur la manière dont on comprend l'hygiène dans le Jura. Ce ne sera pas tout-à-fait un hors d'œuvre ; nous démontrerons du moins le peu de valeur de cette théorie de l'hérédité, qui est encore une monnaie courante dont on se sert à tout propos, si mal à propos, et qui fera ressortir en même temps, d'une façon plus évidente, l'efficacité des Eaux minérales de Lons-le-Saunier comme antidote contre les maladies qu'engendre une hygiène mal entendue.

Commençons par la campagne.

Voituve nous apprend que les anciens peuples consultaient les entrailles des animaux d'une contrée avant d'y former un établissement. L'altération des viscères révélait l'état insalubre des lieux, la mauvaise qualité du sol et de ses produits végétaux.

Qu'on fasse aujourd'hui, dans le même but, l'autopsie des animaux et des hommes, et beaucoup de villages et maintes villes seront bientôt désertés.

Nous ne parlerons pas du sol, ni du climat, ni de l'influence météorologique qui jouent un grand rôle dans l'hygiène du Jura.

Les causes morbigènes qu'ils engendrent ne se laissent conjurer que par un dévouement et des sacrifices dont nous dirons quelques mots plus loin.

En entrant dans un village, la première chose qui frappe le passant, ce sont de petites flaques, formées par le purin qui s'échappe des fumiers, toujours bien exposés au soleil, à la proximité de la porte ou d'une ouverture quelconque qui sert de fenêtre.

Funeste habitude, qui engendre mainte maladie, sans parler du préjudice qu'occasionne la perte des meilleurs principes fertilisants !

Soit dit en passant, ne peut-on comparer nos paysans français à ces peuples qui, ignorant la vertu du café, ne se servent que du marc et rejettent avec dédain la partie liquide, c'est-à-dire le suc, la quintessence ?

Nos tentatives pour améliorer cet état de choses ont échoué jusqu'à présent ; la routine n'abandonne pas facilement les habitudes surannées comme les vieilles idoles.

Les maisons d'habitation, presque toujours bâties dans les endroits bas, le plus souvent dans le voisinage d'eaux parfois stagnantes, sont humides, pour la plupart dépourvues de fenêtres, ou ne possèdent qu'un petit vasistas, qui en tient lieu.

Le lit se trouve relégué dans un coin qui ne voit jamais un rayon de soleil, et où foisonnent les infusoires et les champignons vénéneux, source vivante d'où jaillissent tant de miasmes et de contagions.

Peut être la fièvre intermittente elle-même leur doit-elle son existence et sa permanence dans le Jura et les départements voisins !

(Consultez les observations faites, d'abord par M. Salisbury : Améric. Journ. of médic. Se. Journ. 1865 ; ensuite par MM. Hammon, Morren, Wagner, etc. *V. plus bas.*)

Peut être, aussi, engendrent-ils ce genre de tuberculose dont nous avons parlé !

D'après MM. Traub et Leyden, certaines formes de bronchites sont occasionnées par des cryptogames, et spécialement par le lepthotrix pulmonalis dérivé du L. buccalis. M. Rosenstein y a constaté la présence de l'oïdium albicans. Nous même, nous avons trouvé souvent ces genres de cryptogames dans l'enduit des dents, dans le vagin, etc.

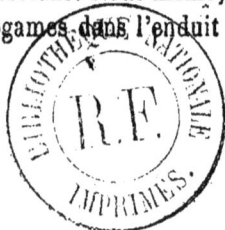

2.

Si la chambre est tapissée, on aperçoit, dans le coin où se trouve le lit, le papier décoloré par l'acide carbonique et l'ammoniaque que produisent les champignons en décomposant les matières organiques. C'est cet air vicié que le campagnard et ses enfants sont condamnés à respirer.

« A Londres, dit M. Joly, que lisez-vous sur certains écriteaux ?
« *Well aired beds,* » lits bien aérés. Voilà ce qui attire le petit locataire ; leur bon sens pratique leur fait comprendre l'importance de la ventilation pour le lieu où l'on passe le tiers de son existence.

Pourquoi reléguer nos chambres d'enfants sur des cours tristes et mal aérées ?

Mettez une plante dans ces soi-disant appartements, elle n'y poussera pas ; et vous y mettez ce que vous avez de plus cher au monde : un être qui a soif d'air et de lumière !

De toutes les fleurs, la fleur humaine, c'est-à-dire l'enfant, est celle qui a le plus besoin de soleil.

Aussi, consultez les conseils des recensements, et voyez le résultat de notre éducation physique.

Parlerons-nous de la nourriture si pauvre en azote, de l'excès de travail qui succède à l'excès du repos, des vêtements qui répondent si peu à l'exigence des saisons ? Parlerons-nous de la manière d'élever les nourrissons par les *gaudes*, réputées *légères* et *rafraîchissantes ;* dirons-nous qu'on ne le baigne jamais ; mais qui se baigne, dans la campagne ?

Cela est connu de tout jurassien.

Quittons ces tristes demeures, d'une sérénité équivoque, parfois d'une richesse indigente ; retournons dans la ville, le centre, le foyer du progrès, de l'opulence et du luxe ! Entrons à Lons-le-Saunier, où l'on comprend si bien le bien vivre ; examinons ce que l'on y fait pour conserver la vie, la santé.

« Lorsqu'on va du pôle à l'équateur, dit M. Joly (Traité pratique du chauffage, de la ventilation, etc.), il est assez étrange que les habitudes de propreté soient juste en raison inverse des nécessités imposées par le climat ; c'est à un tel point, que les législateurs anciens ont dû faire des ablutions un acte religieux. »

Traçons, maintenant, une carte hygiénique, et voyons sous quel degré de latitude est placé Lons-le-Saunier.

Dans les temps romains, Lons-le-Saunier ou Lédo, occupait, semble-t-il, le plateau de Richebourg, où se trouve l'établissement des Bains, et peut-être aussi la rue des Dames, aujourd'hui rue de Besançon. Plus tard, il s'étendit sur le plateau qu'occupe, aujourd'hui, la Préfecture. En 365, la ville disparut sous le torrent dévastateur des hordes germaniques ; puis, aux 16e et 17e siècle, elle fut détruite par de nombreux incendies.

Le simple bon sens et l'instinct de conservation, exempt des altérations que trop souvent la mode pratiquée lui fait subir, peut-être aussi l'autopsie sur les entrailles des victimes, ont amené nos ancêtres à se réfugier sur les côtes qui dominent l'emplacement occupé par la ville actuelle, qui n'était alors qu'un vaste étang marécageux.

C'est donc à l'esprit économique moderne, que nous devons attribuer l'établissement de notre ville dans un endroit si anti-hygiénique.

Que d'efforts n'a-t-il pas fallu pour rendre ces marais habitables, pour y bâtir cette lourde rue du Commerce, « qui conserve quelque chose d'antique, » comme disent les Guides pittoresques de Lons-le-Saunier, « à cause de sa double rangée d'arcades, qui n'abritent pas moins de riches et brillants magasins. »

Mais ces arcades, en interceptant les rayons du soleil, rendent l'air presque irrespirable et jettent sur les riches objets qu'*abritent les brillants magasins*, une teinte sombre dont les commerçants sont loin de se féliciter.

Lons-le-Saunier n'a pas de fumier entassé devant les maisons. Cela ne veut pas dire qu'il n'y a pas d'autres repaires pour les infusoires venimeux et des pépinières pour les champignons vénéneux.

La ville est traversée circulairement par une rivière, rendez-vous de tous les égouts ; l'eau y manque souvent dans les sécheresses, mais jamais les dépôts fétides et insalubres.

C'est là qu'éclosent d'innombrables œufs d'infusoires et de champignons, qui paissent sur des monceaux d'immondices en putréfaction.

Ce n'est pas tout. La ville est encore dotée de deux canaux, qui traversent, en partie à ciel ouvert, ses principales rues, comme la rue du Jura et la rue Neuve.

Dans la rue du Jura, où les maisons sont bâties sur le canal, toutes les déjections solides et liquides y tombent ; les ouvertures qu'on y a pratiquées pour le nettoyage sont couvertes simplement par des planches ou des pierres non cimentées, qui laissent échapper des émanations caractéristiques.

Dans le passage dit *du Moulin*, l'aspect de ce canal découvert est repoussant.

L'épaisseur des déjections de tous genres remplit parfois le lit. Ce passage n'attire pas les promeneurs ; mais il est loin d'être dépourvu de locataires.

Le nettoyage des canaux s'opère, si je ne me trompe, environ tous les douze ans, excepté dans le dit passage.

Il s'effectue dans la saison d'été, en plein jour, même à midi, sur des tombereaux ou des chariots découverts. Les immondices sont déposés tout près de la ville, presque dans la ville même, sur le champ de foire; moyen excellent pour infecter hommes et bestiaux.

Le Frère Ogérien accuse la marne irisée sur laquelle est bâtie la rue Neuve, de produire le goître ; aujourd'hui, l'infirmité goîtreuse est remplacée par les maladies de la rate, du foie et par des fièvres paludéennes, comme elles le sont dans toutes les maisons bâties sur ces canaux.

Aussi, en règle générale, sur 100 malades, 99 réclament l'administration de la quinine, ou, si celle-ci se montre inefficace, de son équivalent, dont nous dirons quelques mots plus loin, ainsi que de l'usage des Eaux minérales de Lons-le-Saunier, quand la rate reste trop longtemps engorgée.

Mais comment assurer les malades qui habitent ces quartiers contre les récidives ?

Il n'y a que deux moyens : assainir le quartier ou le quitter.

Ce que nous venons de dire n'est pas une théorie : nous avons en mains des faits nombreux pour le prouver.

Des malades qui ont été traités longtemps par tous les moyens classiques, *révulsifs et altérants,* n'ont recouvré la santé que par les moyens indiqués.

Les habitants, exposés à l'influence miasmatique de ces quartiers, sont obligés de faire souvent appel à l'art médical ; tandis que ceux qui habitent des maisons éloignées des émanations putrides, se réjouissent de ne devoir payer leur médecin que de leur respect.

Il serait très utile de dresser une statistique sur la mortalité de chaque rue de notre ville ; nous sommes persuadé que les habitations situées sur le canal et dans les rues du voisinage, présenteront un chiffre de décès notablement plus élevé.

A qui, si ce n'est aux médecins, incombe le noble et sacré devoir de dénoncer le mal là où il se trouve, d'indiquer l'endroit où le poignard est caché, pour le soustraire avant de panser la plaie ?

Faut-il attendre, pour crier au feu, que l'incendie ait consommé son œuvre de destruction ?

Il faut savoir prévenir le mal, prévenir, au risque même de déplaire.

« Pour pouvoir, pour oser dire de grandes vérités, dit Rousseau, il ne faut jamais dépendre de son succès. »

Mais pour cela, l'humble mérite d'avoir signalé le mal et indiqué le remède ne suffit pas. Il faut encore une science, une expérience, et surtout une autorité qui nous font défaut.

Il ne manque à Lons-le-Saunier, ni dans l'administration municipale, ni dans le corps médical, d'hommes savants, zélés et dévoués à l'humanité.

Puissent leurs efforts se joindre aux nôtres, pour éclairer et pour convaincre que, s'il suffit parfois dans la vie sociale de faire pour le mieux, il faut, quand il s'agit de la santé, réaliser toujours ce qu'il y a de mieux à faire.

Le docteur Germain s'est plaint, en 1852 (Annuaire du Jura), de la négligence inqualifiable dans les soins hygiéniques donnés au bétail dans le Jura. Il fit alors un appel à la sollicitude et à la générosité du Gouvernement, pour prévenir le fléau de l'épizootie par l'assainissement de quelques vallées marécageuses.

Nous ignorons ce qu'est devenue cette proposition.

Nous aussi, nous allons proposer un moyen préventif contre les maladies paludéennes qui sévissent, plus qu'on ne le suppose, parmi les riches aussi bien que parmi les pauvres.

La réalisation de ce moyen, loin d'être dispendieuse, peut, au contraire, devenir l'objet de spéculations industrielles.

Ce moyen, c'est l'acclimatation de l'Eucalyptus globulus dans le Jura.

IV

Qu'il nous soit permis d'introduire dans ce travail une notice succinte sur cet arbre, pour lequel nous prévoyons un grand avenir en France.

Il y a peu d'années que cet arbre gigantesque est connu en Europe ; mais déjà, de toutes parts, le monde scientifique et industriel se presse autour de lui pour lui adresser des éloges bien mérités.

Pour ceux qui veulent en faire une connaissance plus intime, et il en vaut la peine, nous recommandons particulièrement l'ouvrage de M. Gimbert (Eucalyptus globulus, son importance en agriculture, en hygiène et en médecine), auquel nous empruntons les renseignements suivants :

Gigantesque myrtacée, d'une rapidité de croissance remarquable ; cet arbre est connu maintenant, dans le monde entier, sous le nom de gommier bleu de Tasmanie (blue gum tree) ; il est digne d'être compté parmi les colosses du règne végétal, car il atteint fréquemment 60 à 70 mètres et même 100 mètres de hauteur.

Les feuilles sont persistantes. L'arbre est en état continu de sève; il fleurit, pousse indistinctement dans toutes les saisons, et fournit des graines lorsqu'elles sont restées deux ans sur l'arbre.

Les propriétés du bois sont des plus remarquables.

Indépendamment de la régularité de ses formes, il est d'une dureté à toute épreuve ; il n'a de rival, à cet égard, que le bois de Tawn et de Teck.

Cette dernière propriété paraît inconciliable avec une croissance aussi rapide ; elle est certaine, néanmoins.

Quand on l'expose longtemps à l'air, cette consistance augmente encore. Les *résines* qu'il contient se coagulent et lui donnent, outre une plus grande densité, une vertu de plus : celle d'être imputrescible, même dans l'eau, inattaquable par *les insectes*.

Les feuilles contiennent des quantités considérables de produits essentiels et de résine, qui se dégagent dans l'air et le parfument.

Le bois est employé dans les grands travaux de charpente, de brise-lames des ports, des ponts-et-chaussées, de menuiserie, de carrosserie, de charronnage, pour des rails, des poteaux télégraphiques, etc.

Tous les steamers, qui font le voyage entre la Terre de Van-Diemen et l'Angleterre, sont en bois d'Eucalyptus.

Les semis d'un an, plantés à Cannes au mois de mai, ont atteint, en décembre suivant, six mètres de hauteur.

L'arbre possède une prodigieuse puissance d'absorber l'eau et l'humidité.

Nous recommanderons particulièrement de le planter autour des caves et des maisons humides.

Nous laisserons au judicieux lecteur le soin de calculer les bénéfices que pourra réaliser le boisement de nos marais et de nos champs stériles par ce prodigieux Eucalyptus.

D'ailleurs, M. Janet, de Lons-le-Saunier, possède déjà, dans sa propriété de Courlaoux, une trentaine de pieds d'Eucalyptus. Ce propriétaire éclairé est décidé de faire des expériences d'acclimatation sur une plus grande échelle.

Nous osons espérer que son exemple sera bientôt suivi par les sylviculteurs intelligents.

Nous ajouterons seulement que, d'après les renseignements que nous avons pris auprès d'hommes dignes de foi, il résulterait que l'Eucalyptus prospère très-bien en Afrique, même dans un climat qui ne le cède en rien au Jura, ni par le degré de froid, ni par la quantité de neige.

Parlons maintenant de ses qualités médicinales.

Sous ce point de vue, nous lui reconnaissons un seul défaut, c'est de ne pas être assez connu dans le monde médical.

Dès 1870, ayant appris que M. Frémy attribuait à l'Eucalyptus globulus une influence favorable sur la salubrité des contrées où on le multiplie, et ayant appris également que la Faculté de Médecine de Vienne (Autriche), avait obtenu par l'Eucalyptus des guérisons de la fièvre intermittente simple ou compliquée, là où la quinine spécifique avait refusé son service, dès 1870, disons-nous, nous commençâmes à employer ce remède contre la même maladie qui s'était montrée rebelle à la quinine, ainsi qu'aux autres médicaments classiques.

Malheureusement, nous fûmes interrompu dans ces expériences par la guerre.

Ce n'est que sur la fin de 1871 que nous pûmes les reprendre.

Aujourd'hui, notre opinion sur son excellent effet thérapeutique dans les maladies d'un caractère intermittent, est presque arrêtée.

Chose digne de remarque ! nous trouvons l'Eucalyptus moins efficace dans la fièvre quotidienne, où la quinine (mais non à dose pusillanime) ne nous a jamais refusé son service.

Par contre, cette efficacité ne s'est jamais démentie dans les autres variétés de la fièvre intermittente, particulièrement dans les cas compliqués, où la quinine perd trop souvent, dans notre climat, sa spécificité.

Ainsi, dans l'intermittence compliquée d'une altération des voies aëriennes ou digestives, où la quinine se montre très-capricieuse dans son action anti-périodique, l'Eucalyptus globulus nous a rendu des services incontestables.

En outre, dans un cas de typhus abdominal chez une jeune femme, à la sixième semaine après l'accouchement, le thermomètre oscilla, durant trente-six heures, entre 39 degrés et 40° 50. La malade se trouva donc à la limite où la vie cesse d'être possible. L'Eucalyptus globulus en poudre (nous n'avions pas alors d'essence d'Eucalyptus à notre disposition), administré vers onze heures du matin (16 grammes), fit descendre la température, dans trois heures, à 38 degrés Les deux jours suivants, la courbe thermique montrant une tendance à l'ascension, nous administrâmes encore 8 grammes, qui eurent chaque fois raison de cette élévation de la température. Nous nous décidâmes ensuite à ordonner, chaque jour, pendant huit jours consécutifs, les mêmes 8 grammes d'Eucalyptus globulus, et nous eûmes la satisfaction de constater que la courbe thermique n'avait jamais dépassé 38 degrés.

Ce qui est d'un grand intérêt clinique, c'est que les urines recueillies cinq heures après l'administration de ce médicament, d'ammoniacales qu'elles avaient été auparavant et *complétement privées* de toute trace de *chlorure de sodium,* sont devenues acides, et accusèrent franchement la réapparition de ce sel au moyen des réactifs connus.

Nous ajoutons une esquisse succincte des expériences recueillies par M. Keller, de Vienne (Autriche), expériences qui, nous le croyons, n'ont pas été citées encore par les auteurs français.

Sur 432 atteints de fièvre intermittente de formes diverses, 310 (71, 76 °/₀) furent guéris radicalement par l'Eucalyptus globulus. Dans ce nombre, 202 (65, 16 °/₀) furent guéris après la première dose de ce médicament ; 108 (34, 84 °/₀) après plusieurs doses.

De 118, traités en vain par la quinine, 91 (77, 12 %) furent
complètement rétablis ; et 26 (22, 88 %) restaient incurables.
(L'auteur ne dit pas, si les derniers étaient restés exposés à l'influence miasmatique ?)

La moyenne des jours employés pour le traitement, au moyen de
la quinine, était 12,60 ; celle de l'Eucalyptus, 9,50. (Wiéner médi-
cin. Wochensch. 1872, n° 10. — Medicin. Neuigk. 1872, n° 25)

Employé extérieurement pour différentes plaies, même pour le
chancre dit mou, ainsi que contre la leucorrhée en forme d'injection,
l'Eucalyptus globulus s'est aussi montré d'une efficacité qui dépassait toute notre attente.

De même, nous l'avons employé avec le meilleur succès contre le
pediculus pubis (morpion).
Après deux frictions, avec de l'essence de l'Eucalyptus, tous les
poux étaient morts.

L'effet thérapeutique de l'Eucalyptus globulus n'est donc plus
une hypothèse.
Le nombre des guérisons obtenues au moyen de ce médicament
par des cliniciens sérieux dans différents pays, et par nous dans le
Jura, nous permet de placer l'Eucalyptus globulus à la tête des remèdes anti-périodiques les plus efficaces.

Nous dirons donc avec M. Gimbert : que les agriculteurs intelligents, que les communes et l'État se lancent donc dans l'entreprise
de la plantation de l'Eucalyptus dans notre département ! Tout en
satisfaisant leurs intérêts, ils feraient une œuvre vraiment philan-
tropique. (1)

_____

(1) Il aurait peut-être mieux valu traiter de l'Eucalyptus dans les chapitres où
nous aurons à indiquer le traitement de la fièvre intermittente compliquée. Mais

V

Reprenons le fil de notre démonstration, que si l'hérédité de la tuberculose, en général, est loin d'être une vérité démontrée, elle l'est encore moins dans le Jura, où les enfants se trouvent dans les mêmes conditions morbigènes que les enfants patriciens de l'Angleterre.

En mettant en doute l'hérédité de la tuberculose et de tant d'autres maladies, nous froissons, sans doute, des opinions bien accréditées et bien chères ; mais nous faisons un pas en avant vers l'amélioration de la race humaine.

Car les parents malades, jaloux de voir leurs enfants dans de meilleures conditions de santé, au lieu de rester dans une nonchalance désolante, s'efforceront de les préserver de l'influence morbigène qui avait déterminé chez eux-mêmes une maladie.

La vérité, est qu'il y a un certain nombre de maladies pour ainsi dire inconnues dans le Jura, comme l'atrophie musculaire progressive, la paralysie agitante, certaines affections de la peau, les concréments hépatiques et des reins, les concréments phosphatés de la vessie, etc. Il y a d'autres maladies qui y sont très-rares, comme le diabète, la tuberculose miliaire, la scrofulose, etc.

---

nous avons préféré, en parlant de l'hygiène mal entendue, si funeste aux Jurassiens, au père comme au fils, indiquer en même temps le moyen qui doit étouffer le mal dans le germe, et déraciner la maladie, si elle a déjà éclaté.

Sur vingt prétendus tuberculeux, dix-neuf au moins appartiennent à la catégorie intermittente dont nous avons parlé, chez laquelle la quinine refuse d'agir efficacement.

Cette inefficacité de la quinine spécifique est probablement la cause fréquente des erreurs de diagnostic que commettent ceux qui jugent encore la maladie « *ex juvantibus et nocentibus*, » c'est-à-dire d'après l'efficacité ou la nocuité d'un remède.

Ainsi, une maladie, la syphilis, par exemple, est pour eux telle autre maladie, si elle ne se laisse pas conjurer par tel ou tel spécifique.

Jusqu'à ce jour, nous n'avons jamais rencontré dans le Jura la tuberculose miliaire, développée spontanément, et encore moins issue directement de la scrofulose; à moins qu'on ne prenne pour la scrofulose, une pityriasis ou quelque bouton eczémateux, déterminés par la malpropreté, ou tout ballonnement du ventre, pour un signe certain d'un engorgement des glandes mésentériques.

Les Polonais aussi se sont créé une maladie : « la plique polonaise », due à la même malpropreté. Nous avons vu de ces prétendus « pliqueux », par milliers, dans des maisons privées ainsi que dans les hôpitaux ; et, nous l'avouons, nous n'avons jamais vu, comme l'ont vu MM. Frémy et Pelouze, sortir des cheveux la moindre gouttelette de sang.

Mais si la plique est pour nous et pour tous les médecins qui avaient de même l'occasion de l'étudier, une maladie chimérique, cela ne veut pas dire que nous doutons aussi de l'existence de la scrofulose. Nous admettons la scrofulose avec tous ses problèmes qui restent encore à résoudre ; mais nous soutenons que la scrofulose, telle qu'elle est décrite par les auteurs, est rare dans le Jura ; au moins dans l'arrondissement de Lons-le-Saunier.

Les quelques cas de tuberculose, que nous avons traités après les avoir constatés par le microscope, atteignaient des sujets tantôt lymphatiques, tantôt sanguins, et tantôt affectés d'une maladie cons- titntionelle. Les malades avaient précédemment joui d'une santé par- faite ou avaient vécu, dans de mauvaises conditions hygiéniques. Mais, ce qui est à noter, c'est que tous ces tuberculeux avaient passé par toutes les gammes curatives classiques, depuis les révulsifs les plus divers, jusqu'aux altérants : tous avaient été saignés et resai- gnés, moxés, emplâtrés, purgés, émétiqués, etc. Tous avaient à subir un régime sévère presque sans autre aliment que des tisanes dé- pourvues de toutes vertus nutritives, ou n'ayant d'autre mérite que celui d'être écœurantes.

La circonstance que cette même méthode, dite classique, avait été employée chez *tous* nos tuberculeux, ainsi que chez nos pseudo- tuberculeux, à une époque où les symptômes morbides, d'après les dires des malades, n'avaient encore présenté aucun caractère de gra- vité, cette circonstance, disons-nous, nous a suggéré l'idée d'étudier la valeur de « *post hoc, ergo hoc* »; c'est-à-dire d'étudier si ce trai- tement empirique n'est pas pour quelque chose dans le développe- ment même de la tuberculose, ou, au moins, s'il ne hâte pas la ma- nifestation morbide qui, sans lui, serait restée dans un état latent.

Rappelons-nous que toute anémie favorise le développement tu- berculeux ; rappelons-nous encore que tout état fébrile (*V. plus bas*), ainsi qu'une abstinence prolongée, un régime trop sévère, les sai- gnées, les purgations, etc , diminuent le chlorure de sodium (sel marin), et, par cela même, diminuent les globules rouges, l'oxigène et l'azote, augmentent, au contraire, les globules blancs et le car- bone, et entravent toutes les fonctions vitales génératrices.

L'idée que ces moyens, par conséquent, favorisent la tuberculose, ne nous semble aucunement invraisemblable.

En effet, ce que la fièvre lente opère lentement, une saignée le réalise « *cito et tuto* », vite et bien.

Or, pourquoi s'efforcer de provoquer la déperdition des éléments salins et fibrineux du sang par une intervention médicale, là où la maladie elle-même se charge malheureusement de cette besogne ?

N'est-on pas forcé de reprocher à l'empirisme, même à celui assis « sur le vieux *trépied* » récemment raccommodé, de l'emploi de ces moyens encore plus révoltants que révulsifs.

Ne paie-t-il pas ainsi un tribut à la théorie chimérique d'une *matière peccante*, que possède celui qui y croit plutôt que celui à qui on veut le faire croire ?

Tous les malades en question que nous avons eu à traiter portaient sur la poitrine des cicatrices hideuses, provoquées par les vésicatoires ou les moxas.

Ceux-ci avaient été appliqués dans la région subclaviculaire qui correspond au sommet des poumons ; ceux-là dans la région de la rate, ou sur toute autre région de la poitrine.

Dans quel but a-t-on employé les moxas ?

C'est, sans doute, pour faire taire les bruits séditieux et discordants qu'on avait entendus dans la région indiquée.

N'est-ce pas là encore une erreur de diagnostic à ajouter à l'avoir empirique ?

Les bruits anormaux, au sommet du thorax, n'ont une valeur pathognomique que quand ils y sont limités. Or, chez les pseudo-tuberculeux, ces bruits anormaux sont répandus dans presque toute la poitrine.

D'ailleurs, pourquoi appliquer toujours le moxa au sommet de la poitrine ?

C'est parce que le processus tuberculeux choisit d'abord cette région pour son siége de prédilection.

On prétend donc non-seulement pouvoir attirer au dehors la *matière peccante*, là où on le juge convenable, mais même lui tracer le chemin le plus court pour sa retraite.

Or, on peut mettre au défi l'empirisme d'avoir jamais guéri, que disons-nous, on peut lui reprocher d'avoir constamment empiré l'état désespéré d'un tuberculeux en lui dirigeant le feu révulsif en pleine poitrine.

C'est ici le lieu de rappeler la découverte de M. Freude (Der Zusammenhang gew. Lungenkrank mit prim Rippen-Knorpelanomalie). Cet auteur a démontré que, dans le cas de tuberculose, l'élévation et la dilatation fonctionnelles des parties supérieures et moyennes de la cage thoracique, sont entravées par ces faits que :

1° Le cartilage de la 1re côte est plus court, au moins d'un des côtés ;

2° Qu'il s'ossifie consécutivement.

Ces mêmes anomalies peuvent s'étendre aussi à la seconde et à la troisième côte des deux côtés.

Cette forme anormale des côtes supérieures a pour premier effet d'empêcher la croissance de la poitrine de prendre tout son développement, et pour résultat final de prédisposer à la tuberculose. (Wagner.)

Or, est-ce un moyen efficace de faciliter l'élévation et la dilatation de la cage thoracique, que de brûler ces mêmes côtes qui sont déjà raccourcies ?

Et les vésicatoires, sur la région de la rate, dans quel but les applique-t-on ?

Est-ce pour diminuer l'engorgement de la rate ? Non. Est-ce pour faire oublier à ces malheureux malades la douleur intérieure, en leur créant des douleurs extérieures, vives, aiguës ? Mais le trésor pharmaceutique nous offre assez de moyens de calmer des douleurs sans en provoquer d'autres.

Nous croyons avoir démontré par le simple bon sens, — que nous recommandons comme quatrième pied au trépied empirique, — que l'emploi de ces révulsifs est loin d'être justifié et rationnel.

Le mal serait moindre, sans doute, si on employait les vésicatoires dans la forme et le but tracés par la *Gazette des Hôpitaux* (1871, n° 75).

Mais, couvrir la poitrine de ces emplâtres, et entretenir longtemps l'exsudation, ne fait qu'augmenter la déperdition de la sève vitale, créer une douleur nouvelle dans l'appareil respiratoire et entraver le mécanisme de la respiration, sans parler des autres symptômes morbides, qui se manifestent dans les organes uro-génétiques, et qui, chez les enfants, peuvent atteindre un degré inquiétant.

Mais si, dans toute autre maladie, l'emploi des vésicatoires et des moxas peut, admettons-le, être toléré par respect pour les vieux us, il doit être absolument proscrit dans les maladies des voies aériennes. En voici la raison, pour celui qu'une déplorable routine n'a pas aveuglé.

La gravité d'une maladie est en raison de la gravité de la fonction que l'organe malade doit accomplir.

Toutefois, si c'est une des fonctions essentielles à la vie, la mort n'en est pas toujours la conséquence immédiate. La nature a le secret merveilleux de diversifier toutes choses et de les équilibrer en même temps par les compensations. Ainsi, les fonctions des reins et de la peau peuvent se suppléer réciproquement. Un vaisseau vient-il à s'obstruer, une foule de ses confrères, loin de tout sentiment de jalousie, se dilatent et se gonflent pour établir une irrigation collatérale. La circulation présente-t-elle même un sérieux obstacle à surmonter, le cœur augmente vite de volume, s'hypertrophie et acquiert assez de force pour faire primer la pression dans le système veineux par celle des artères. Enfin, si une partie des poumons, par

3.

une cause, soit interne, soit externe, devient inaccessible à l'air, les vésicules d'une autre partie se dilatent et comblent ainsi le déficit en oxygène que l'économie aurait à subir par la diminution de la quantité d'air qui pénètre dans les poumons à chaque inspiration. La respiration devient-elle douloureuse, lorsque les muscles respiratoires ou la charpente thoracique, ou les poumons eux-mêmes, sont le siége d'une maladie, le centre d'équilibre, qui, par des efforts spontanés et indépendants, règle et coordonne les mouvements dé notre vie inconsciente et instinctive, incite les muscles respiratoires à multiplier leur contraction et à accélérer leur action, pour augmenter la fréquence de la respiration jusqu'à 40 fois par minute, au lieu de 15 ou 18.

Ce travail, nous l'appelons compensateur.

Ce n'est pas assez.

Le même instinct force les malades à s'asseoir sur leur lit, et à s'appuyer sur les deux mains pour mieux dilater la cave thoracique; à happer l'air moins vicié qui entre à flots par une fenêtre ; à commander impérieusement, en dépit de toute défense, même médicale, qu'on laisse cette fenêtre ouverte ; enfin, à se débarrasser du moindre fardeau, jusqu'aux draps du lit, que le malade trouve trop lourd à lever, à chaque inspiration.

Si nous sommes d'accord, qu'en entravant la transpiration dans des maladies de reins, ou en administrant de la digitale dans toutes les maladies de cœur, sans distinction, on détruit la compensation bienfaitrice, et l'on commet un acte qui trouve à peine dans l'ignorance une circonstance atténuante, que dire de la méthode qui consiste à appliquer sur la poitrine un vésicatoire, dont l'effet ultérieur est au moins problématique, et dont le premier effet augmente ou crée des douleurs dans les muscles respiratoires, rend, par là, la respiration plus superficielle, et dérobe ainsi au malade tout bénéfice d'un travail compensateur, qui contrebalance, par l'accélération, l'insuffisance de la respiration ?

Quelle est, maintenant, la conséquence médiate ou immédiate d'une respiration difficile ? et comment peut-elle influencer sur le développement tuberculeux ?

Quelques observations physiologiques sur la circulation et le rôle que celle-ci joue dans l'acte nutritif, suffiront pour nous éclairer.

Il est élémentaire que la fréquence de la circulation sanguine dépend, en grande partie, de la différence de la pression dans les deux systèmes, artériel et veineux. Si la pression dans les artères diminue, il coule naturellement moins de sang dans les veines, et d'autant moins d'oxygène.

L'afflux du sang veineux dans le cœur s'opère particulièrement durant l'inspiration, alors que la cavité thoracique, en se dilatant et en s'élargissant, se trouve sous un minimum de pression. C'est dans ce moment qu'elle agit comme une pompe aspirante sur le liquide enfermé dans les veines sous une pression plus forte. Le torrent circulatoire dans les poumons, qu'on appelle : « *petite circulation*, » trouve aussi un moment favorable durant l'inspiration ; parce que les poumons se distendent alors et ne s'opposent pas autant à la distention des parois vasculaires.

L'expiration agit dans un sens opposé à celui de l'inspiration. Quand l'expiration est prolongée, par exemple dans l'emphysème pulmonaire, l'afflux du sang veineux dans le thorax est entravé ; les veines du cou se gonflent et la face se cyanose.

Par un phénomène contraire, qui se comprend de soi, la pression dans le système artériel diminue en raison de l'augmentation de pression qui a lieu dans le système veineux. Si cette diminution de la pression s'étend sur tout le système artériel, nous aurons un autre groupe de phénomènes qui méritent toute l'attention du médecin. Nous ne voulons parler que des phénomènes récemment découverts.

Grâce à M. Milne Edwards, nous savons maintenant que les

vaisseaux laissent filtrer à travers leurs parois des matières nutritives. M. Ludwig a constaté cet acte physiologique des vaisseaux et a
démontré en outre que la quantité de cette masse filtrée est en proportion directe avec la pression que subissent les parois vasculaires.

Si cette dernière pression est diminuée, le travail d'irrigation à
travers les parois est affaibli ; les tissus organiques insuffisamment
alimentés perdent leur tonicité ; les reins diminuent leurs excré-
tions, ainsi que l'estomac la sécrétion de la pepsine. Nous aurons
ici une digestion difficile (dyspepsie), là, une hydropisie.

Résumons nous : la difficulté de la respiration a pour résultat la
diminution de la pression artérielle ; celle-ci de son côté détermine :
1° L'affaiblissement du travail d'irrigation ou de nutrition ;
2° La diminution du transport d'oxygène à l'organisme ;
3° L'augmentation de l'acide carbonique dans le sang.
Pour ce qui concerne l'augmentation de l'acide carbonique, remarquons que les expériences de M. Denkowski (Centr. f. méd.
Wissensch. 1865, n° 3), ont démontré que la saturation du sang par
l'acide carbonique donne naissance à un grand nombre de petites
hémorrhagies dans les poumons, ainsi qu'à de petites productions
qui, vues à l'œil nu ou au microscope, offrent une analogie avec les
tubercules miliaires.

Ce qu'on vient de lire est loin d'être un raisonnement métaphy-
sique, imaginé en faveur de la cause que nous plaidons ; ce sont des
faits que nous constatons, des expérimentations dues à nos meilleurs
observateurs.

Rappelons maintenant que dans les maladies des poumons le
transport d'air dans l'organisme est doublement entravé, parce
que : 1° une partie du récipient (les poumons) est devenue inaccessible à l'air ; 2° la respiration est devenue, en outre, difficile, superficielle, par suite des douleurs pongitives qui accompagnent les maladies de la poitrine.

Si, dans une intention curative, on provoque une inflammation dans les parois thoraciques, soit par un moxa, soit par un vésicatoire, on détermine immanquablement une douleur plus ou moins aiguë, qui s'opposera à la dilatation de la cage thoracique. Celle-ci, conservant toujours une moyenne de dilatation entre l'inspiration et l'expiration, aura à subir une pression plus grande que celle qu'elle subit normalement durant l'inspiration, pression fatale au torrent veineux, qui doit monter pour s'emboucher dans le cœur. La conséquence immédiate sera la stase dans les veines, laquelle, certes, est loin de diminuer l'inflammation qu'on cherche à combattre. Une seconde conséquence, est la diminution de pression dans les artères et l'altération des autres conditions vitales.

Que fait l'empirique, alors que la maladie se montre, comme de juste, rebelle à ses vœux et à son intervention irréfléchie ?

Il inflige au malade une ou plusieurs saignées, avec aussi peu de raison que les Romains jadis infligeaient une saignée aux soldats qui se montraient lâches sur le champ de bataille (Montesquieu).

Or, la fièvre peut diminuer déjà jusqu'à 500 grammes par jour le poids du malade ; vraiment, il n'est ni raisonnable, ni charitable de lui en enlever davantage.

Ajoutons, à ce traitement inqualifiable, l'air vicié qu'on laisse respirer au malade en l'entourant de rideaux et en fermant porte et fenêtre de crainte de le « rafraîchir », les tisanes écœurantes pour le « rafraîchir », et le sirop de gomme pour l'adoucir, puisque tout ce qui est doux adoucit.

Ce classique sirop de gomme se trouve au chevet de presque tous les malades, quoiqu'il soit suffisamment démontré que les gommes traversent les voies digestives sans y subir le moindre changement (Mialhe). (1)

---

(1) Si l'on administre au malade des pilules faites avec la gomme, on les retrouve toujours non altérées dans les excréments.

Si jamais le malade échappe à un traitement aussi inintelligent, faut-il s'étonner, du moins, qu'il soit atteint de pneumonie chronique présentant tous les symptômes tuberculeux, ou dégénérant réellement en tuberculose ou en pneumonie caséeuse ?

Disons avec l'honorable M. Passaquay (Étude pratique sur l'électricité), qui, nous l'en félicitons, a le courage de son opinion et comprend si bien qu'on ne saurait être indulgent quand il s'agit d'être vrai.

« Beaucoup de médecins négligent l'électricité, parce qu'il leur faudrait, disent-ils, recommencer des études spéciales ou tout au moins se mettre au niveau des progrès de la science. L'éloignement des centres scientifiques pour les uns, la perte du temps, de nouveaux frais à faire pour un certain nombre peu aisé, pour beaucoup l'exigence professionnelle, tels sont les motifs réels, diraient-ils, s'ils osaient être sincères, de leur abstention.

« Si l'on ajoute l'âge, l'apathie, l'esprit d'opposition que nous rencontrons quelquefois ; enfin, la crainte d'être taxé de charlatanisme, nous avons parcouru, à peu de chose près, le cercle des antipathies. »

Ce n'est pas une pratique routinière, quelque longue qu'elle puisse être, qui formera jamais un médecin à la bonne méthode curative des maladies ; la routine ne sert qu'à augmenter son impéritie, son aveuglement, qu'à multiplier ses fautes.

Nous savons bien que le public abusé met inconsidérément sa confiance dans l'empirisme d'un vieux médecin, sans s'inquiéter si c'est un médecin aux vieilles idées, et si c'est la routine greffée sur l'âge qui lui donne le crédit et la réputation.

Aveugle et funeste préjugé ! Le praticien le plus consommé sera fort ignorant, s'il a négligé (comme c'est la coutume), de s'approprier par une lecture incessante des livres de son art, l'expérience des autres médecins, même des étrangers, voire même des Prussiens ; et il ne saura jamais saisir, pénétrer, discerner le jeu de tous les éléments et de tous les organes renfermés dans l'intérieur du corps, sans l'étude préliminaire de la physique, de la chimie et de la physiologie, sciences réellement inaccessibles à l'empirisme.

VI

L'état palustre détermine encore quelques autres symptômes morbides, tels que la dyspepsie, la leucorrhée — fleurs blanches — la stérilité, etc., qui, parfois, étant les seuls représentants de la maladie paludéennne, masquent leur origine et rendent le diagnostic difficile.

En traitant, dans ce chapitre, ces symptômes morbides, nous renonçons à en donner les signes pathognomoniques connus de tout médecin; nous ne voulons que signaler le rapport intime qui existe entre ces affections et la fièvre intermittente qui les détermine.

DYSPEPSIE

Nous comprenons sous la *dyspepsie* toute difficulté dans la digestion, due à une altération non appréciable, — sous le point de vue anatomico-pathologique — des tissus organiques de l'estomac.

De toutes les causes déterminantes de la dyspepsie, nous ne parlerons que de celle qui nous semble consister dans une diminution du chlorure de sodium dans le sang, diminution que nous trouvons, comme nous l'avons dit plus haut, chez les sujets affectés de fièvre intermittente, de chlorose, etc., ou chez les individus qui avaient été saignés ou exposés à un régime rigoureux.

La dyspepsie est très-souvent accompagnée de pyrosis (*fer chaud*) caractérisée par un sentiment de brulûre, de gonflement dans l'estomac, avec éructation d'un liquide acide et brûlant, qui se fait sentir parfois jusque dans l'arrière-gorge.

Il existe même quelquefois des régurgitations d'un liquide acide dans la bouche et des vomissements d'une saveur aigre, qui surviennent à jeun, et agacent les dents. Ce n'est pas le suc gastrique qui fournit ce liquide acide. L'estomac à jeun ne sécrète que le mucus gastrique qui n'est pas acide.

D'ailleurs, MM. Frerichs et Schroeder ont analysé les liquides vomis à jeun, et n'y ont découvert que du mucus et de la salive ; mais jamais du suc gastrique.

D'après Longet, les exemples d'*hypersécrétion* du suc gastrique, rapportés dans quelques ouvrages de pathologie, ne sont rien moins que prouvés.

L'acidité du liquide vomi nous semble être due plutôt à une décomposition des aliments se trouvant dans l'estomac ; décomposition que nous serions tenté d'attribuer à la présence des cryptogames. (*Sarcina ventriculi, Goodsir ; et Torula cerevisiœ*) que nous avons fréquemment trouvé dans les matières vomies. Cet acide n'est autre que l'acide acétique, produit d'une fermentation acide que provoquent ces champignons, particulièrement le *Torula cerevisiœ*.

Nous croyons, — l'hypothèse du moins est vraisemblable, — que c'est encore l'appauvrissement du sang par la diminution du chlorure de sodium qui favorise le développement de ces champignons, ainsi qu'il favorise celui des autres parasites, comme nous l'avons démontré plus haut.

Notons en passant que la langue des malades en question ne dénote aucune altération qui permette de diagnostiquer l'état morbide de la muqueuse stomacale.

D'ailleurs, le célèbre praticien Louis, se fondant sur l'analyse des faits et sur l'observation clinique, a victorieusement réfuté l'opinion des vieux médecins qui voyaient, dans l'état de la langue, la représentation de l'état de la muqueuse gastrique (Longet). MM. Frerichs, Niemeyer, etc., ont confirmé l'assertion de Louis (Wagners Handwoerterbuch, t. III).

Cette opinion, désormais acquise à la science clinique, n'empêche pas les empiriques de borner souvent leurs investigations cliniques à l'exploration de la langue, et d'administrer au malade, d'après certains signes qu'ils y aperçoivent, du charbon en dose de quelques centigrammes, dans le but d'utiliser la faculté absorbante de ce remède.

Or, le charbon ne saurait déployer cette vertu, qu'étant administré par dose d'un ou de deux kilos par heure. Mais, même à cette dernière dose, nous doutons fort que le charbon puisse faire tarir la source qui fournit l'acide. M. L. Corvisart a démontré, au contraire, que le charbon ainsi que le sable augmentent la sécrétion acide (Longet).

HÉMATOMÈSE

Il nous reste encore à parler d'un groupe de symptômes morbides que détermine la fièvre intermittente chez les femmes dans le Jura, et que nous croyons pouvoir réduire au même phénomène pathologique d'une pression intravasculaire exagérée et d'une diminution de chlorure de sodium dans le sang.

Nous voulons parler de l'hématomèse et de la stérilité, ainsi que de certaines affections des organes génitaux.

Si la pneumonorrhagie, comme nous l'avons expliqué plus haut, se manifeste souvent chez les hommes atteints de fièvre intermittente compliquée, c'est l'hématomèse que nous trouvons souvent chez les femmes affectées de cette maladie. Cette hématomèse ne revêt aucun autre caractère, dans le Jura, que celui d'un flux menstruel. Aussi, coïncide-t-elle toujours avec l'époque cataméniale.

Mais comment la fièvre intermittente prédispose-t-elle aux menstrues de l'estomac ?

C'est qu'il en est des affections de l'estomac comme de celle des poumons ; malgré leur diversité, elles ne diffèrent pas par les symptômes.

Dans la fièvre intermittente, la pression dans les vaisseaux stomacaux est d'autant plus considérable que, étant en communication directe avec ceux de la rate, ils sont les premiers à subir les conséquences de l'entrave circulatoire que détermine la tuméfaction de celle-ci ; cette pression intravasculaire sera donc la première augmentée.

D'un autre côté, tout changement de la matrice, soit physiologique (grossesse) soit pathologique, influence la circulation stomacale. Les nausées et les vomissements en sont les preuves péremptoires.

A l'époque cataméniale, époque de la pléthore abdominale, les vaisseaux stomacaux ont, par conséquent, à subir une plus grande pression. Si celle-ci est déjà augmentée par l'engorgement de la rate, les parois vasculaires se rompront donc plus aisément encore que celle des poumons dont nous avons déjà parlé. Le sang se déversera dans l'estomac pour être rejeté par les vomissements, et, en partie, avec les garde-robes.

Par contre, les vaisseaux de la matrice, soulagés de leur pression par cette perte sanguine gastrique, ne se rompront pas et ne fourniront qu'une exsudation plus ou moins séreuse ou sanguinolente, comme nous l'avons démontré pour les crachats.

LEUCORRHÉE

(Pertes ou Fleurs blanches.)

Ce mal est très répandu dans le Jura. Il épargne rarement une femme atteinte de fièvre intermittente ou qui a subi un traitement empirique.

Dans ce cas, nous avons rarement manqué de découvrir des cryptogames dans le vagin (voir plus haut). Nous ne croyons pas que ce soit les champignons qui déterminent les fleurs blanches, sans nier, toutefois, leur influence irritante sur l'endroit où ils végètent. Nous sommes porté à croire qu'ils se développent, comme ceux de l'estomac et de la peau dans la *pityriasis*, et comme les parasites animaux, en raison de la diminution de chlorure de sodium dans le sang.

STÉRILITÉ

De toutes les causes mentionnées qui provoquent une déperdition du chlorure de sodium, la stérilité est presque toujours la funeste conséquence.

Notons que, dans tous les cas, nous avons constaté la réaction acide du mucus utérin ; ce qui corrobore l'opinion de M. Kristeller (Berliner klin. Wochenschrift, 1871, n°⁵ 27 et 28, et Med. Neuigk, 1872, n° 3) que l'alcalinité de ce mucus est une *conditio sine qua non* de la conception.

LES EAUX

BROMO-CHLORURÉES SODIQUES

ET PARTICULIÈREMENT CELLES DE

LONS-LE-SAUNIER (Jura)

ÉTUDIÉES

A UN NOUVEAU POINT DE VUE PHYSIOLOGIQUE

DEUXIÈME PARTIE.

Avant de parler des Eaux minérales de Lons-le-Saunier, nous ne peindrons point les montagnes qui encadrent la ville, ni les riantes vallées qui l'entourent ; nous ne rechercherons pas non plus pour ces Eaux un titre de noblesse dans Tacite ou dans Pline. Qu'importe que César ou quelque autre Romain célèbre s'y soit baigné !

Disons-le tout de suite, ce n'est pas une œuvre complète que nous

soumettons aux médecins et aux malades. C'est plutôt une mo-
deste tentative de signaler l'excellence de ces Eaux. D'autres pourront suivre après nous la route que nous ne faisons que jalonner.

Car, nous ne craignons pas de l'affirmer, c'est pour nous un fait
avéré qu'elles possèdent des vertus thérapeutiques que les médecins
du Jura devraient d'autant moins négliger qu'elles constituent un
antidote contre les maladies qui règnent dans leur département.

I

Peu d'écrivains ont, jusqu'ici, traité des Eaux de Lons-le-Saunier.

Une ou deux brochures, copiées plus ou moins fidèlement dans les annales historiques et géographiques, c'est tout ce que nous possédons.

Elles n'ont qu'une valeur historique.

Les données, même sur la composition chimique des eaux, ne sont pas concordantes. Nous avons donc été forcé de nous en occuper nous-même. Nos recherches ne nous permettent pas encore d'en formuler la composition exacte, ce qui nécessite des opérations longues et pénibles, particulièrement quand il s'agit d'analyser quantitativement un corps combiné de chlore, brome et iode.

A ce genre d'études, nous ne pouvons, hélas! vouer que les moments que les occupations professionnelles veulent bien nous accorder.

Pourtant, nous croyons pouvoir affirmer que les Eaux de Lons-le-Saunier sont analogues à celles de Salins ; et par conséquent, appartiennent au groupe bromo-chloruré sodique. Cette analogie se rattache aux couches géologiques qui les fournissent.

Elles possèdent beaucoup de chlorure de sodium, de brome, qui nous semble être combiné avec le sodium plutôt qu'avec le potassium, un peu de fer et de l'acide carbonique, etc.

Ces Eaux ont donc toute la puissance thérapeutique des eaux bromo-chlorurées sodiques.

Ce raisonnement, toutefois, n'a qu'une apparence logique ; il devient faux quand on a réfléchi qu'analogie n'est nullement identité.

On n'emploie pas toujours avec succès deux remèdes analogues contre deux maladies identiques, c'est-à-dire la même maladie, comme on n'emploie pas toujours avantageusement deux remèdes identiques, c'est-à-dire le même remède, contre deux maladies analogues.

Un auteur contemporain, dans un plaidoyer en faveur de l'empirisme, s'écrie : « Mais je le demande : N'est-ce pas une raison de dire : là, tel agent thérapeutique a eu des succès ; voici un cas *semblable*, il faut employer le même médicament ? Ce travail de l'esprit est appelé *induction*. » L'auteur a oublié d'ajouter à ce dernier mot une épithète caractéristique.

Nous verrons plus loin les suites funestes d'une telle induction. Ce n'est que là où elle ne peut se baser sur les sciences auxiliaires, la physique, la chimie et la physiologie, que la médecine moderne fait parfois des inductions sans épithète ; mais elle ne peut ni ne doit ignorer le peu de valeur de ce procédé logique.

« La philosophie positive, dit M. Littré, provient des sources qui n'ont d'autres guides que l'expérience, *aidée* de l'induction et de la déduction. »

L'induction ne démontre rien de positif ; elle ne fait qu'éclairer la route que l'expérimentateur doit suivre, s'il ne veut pas marcher en tâtonnant.

Toute induction est susceptible d'être réfutée. Ainsi, les anciens ornitologistes avaient érigé en loi par analogie que tout animal pourvu d'un bec est un oiseau, induction qui a été complètement détruite par la découverte de l'ornithorinque. (1)

---

(1) On sait que l'ornithorinque est un mammifère dont le caractère le plus saillant consiste dans la forme du museau, absolument pareil à un bec de canard.

Ce n'est pas ici le lieu d'attaquer l'empirisme, ni son *trépied*, c'est-à-dire « la tradition, l'évidence et le témoignage des sens, » trépied vénérable, puisqu'il date déjà de Glaucias, disciple de Sérapion d'Alexandrie. (2)

Le trépied de Glaucias ressemble fort à celui des auteurs modernes ; car il se compose de la mémoire (tradition), du sens (témoignage des sens), et de l'épilogisme, c'est-à-dire substitution d'une chose semblable (évidence).

Nous nous bornons à rappeler que, il y a un siècle, le chevalier de Jaucourt exposa en grande partie les motifs qui militent en faveur de l'empirisme, et auxquels ont encore recours aujourd'hui quelques auteurs qui traitent des effets des eaux minérales. Mais le chevalier n'a pas omis de réfuter ces motifs.

Pour ce qui concerne les eaux minérales, citons M. Barthez (Guide pratique aux Eaux de Vichy). « Il est vrai, dit-il, que si nous ne devions nous en rapporter qu'à l'analyse chimique, cette opinion — que l'analogie chimique de différentes sources suffit pour en induire les effets identiques, — pourrait avoir quelque apparence de vérité ; mais, malheureusement pour les incrédules, les faits sont là pour démontrer les résultats divers qui, tous les jours, viennent frapper l'attention des malades, etc. »

C'est donc par l'expérience seule, guidée par l'induction et la déduction que nous chercherons à étudier les Eaux minérales de Lons-le-Saunier.

Quoiqu'il reste encore à la médecine maints problèmes à résoudre, relativement à l'action thérapeutique des eaux minérales, nous pouvons presque ériger en loi que le principe minéralisateur prédominant dans les eaux est aussi celui qui imprime à celles-ci leur carac-

---

(2) Sérapion, d'après Celse, a fondé l'Ecole empirique 287 ans avant notre ère.

4.

tère le plus important et un cachet distinctif dans leurs effets thérapeutiques.

Il suffit donc de connaître le sel qui domine dans les Eaux minérales de Lons-le-Saunier, pour ne pas nous aventurer en aveugle
dans les expériences que nous aurons à étudier.

II

Les sels minéraux des Eaux de Lons-le-Saunier peuvent se grou-
per en deux grandes classes. Les uns occupent le premier rang dans
le trésor pharmaceutique, comme les sels de brome et d'iode ; les
autres représentent la partie minérale qui joue dans la vie organique
le rôle éminemment physiologique, puisque sans eux toute vie est
impossible. Ce sont le chlorure de sodium, les sels de chaux, de
magnésie, de fer, etc., l'acide carbonique, silice, etc.

Parmi les derniers, c'est le chlorure de sodium (sel marin) qui se
trouve en quantité la plus considérable.

Etudions l'importance de ce sel, c'est-à-dire le rôle qu'il joue
dans l'économie animale, et non l'effet particulier qu'il produit sur
tel ou tel individu qui se trouve dans un état de santé mathémati-
quement parfaite ou laissant quelque chose à désirer.

Le sel marin représente le principe le plus important de l'économie organique ; il n'est guère de tissu ou de liquide alcalin organique
où il ne joue pas le premier rôle. Les cendres du sang seul en renferment déjà 50 à 60 centièmes de leur poids.

Aux expériences connues de M. Boussingault et autres savants, expériences pratiquées sur des animaux et citées par M. Dumoulin, nous ajouterons les observations de Barbier (Gaz méd. de Paris, 1838), recueillies sur l'homme.

Il rapporte que des seigneurs russes ayant fait supprimer le sel dans l'alimentation de leurs vassaux, ou, disons le mot, leurs esclaves, ceux-ci tombèrent dans un état de langueur et de faiblesse extrêmes, avec pâleur de la peau, tendance à l'œdème des membres inférieurs, génération d'helminthes dans le tube digestif : enfin, tous les symptômes de l'anémie, par diminution de la proportion des globules et de l'albumine du sang.

Le même auteur fait cette remarque qui n'est pas sans portée (Longet), que la privation du sel n'a jamais pu entrer dans les austérités du cloître.

M. Roulin mentionne les faits suivants qu'il a observés en Colombie : Lorsque les bestiaux ne trouvaient pas de sel dans le fourrage, dans l'eau ou dans la terre, les femelles devenaient moins fécondes et les troupeaux diminuaient rapidement.

M. Saive affirme que le sel marin exalte la fécondité des mâles et des femelles, et double les moyens de nutrition du fœtus.

M. Gaspard rapporte que des troupeaux de bœufs de Hongrie, dans la nourriture desquels entrait le sel en grande proportion, amenés en Hollande, échappèrent aux ravages d'une épizootie dont étaient victimes les bœufs indigènes.

Les plus grands observateurs attribuent au sel marin une influence sur la constitution de la bile et d'autres liquides alcalins auxquels, par son sodium, il donnerait leur alcalinité ; d'un autre côté, c'est lui qui rendrait acide le suc gastrique par son chlore qui se transformerait en acide chlorhydrique.

Il concourrait en outre à prévenir la dissolution des globules sanguins, et favoriserait, au contraire, la dissolution de certains éléments organiques et leurs métamorphoses en présence de l'oxygène.

Il activerait la transformation du sucre, la sécrétion et l'élimina-
tion de l'urée, ce produit ultime, si important de certaines transmu-
tations organiques.

Il convertirait en phosphate de soude une partie du phosphate de
potasse, que les aliments et la résorption opérée dans les muscles
introduisent dans le sang. (Liebig.)

Enfin, il contribuerait puissamment aux actes osmotiques, c'est-
à-dire à l'absorption à travers les membranes. (Graham, Longet, etc.)

Si la chimie physiologique se montre ici plus riche en conjonctures
qu'en vérités rigoureusement établies (Longet), il est cependant hors
de doute que le sel marin occupe le premier rang parmi les principes minéraux essentiels à l'alimentation. Et, chose digne de remarque, ajoute encore M. Longet, ces proportions, presque cons-
tantes, paraissent à peine augmenter, en raison de la quantité de sel
ingéré avec les aliments ; le surplus s'échappe du corps par les fèces,
les urines, la sueur, etc.

Comme le fait observer M. Liebig, cela semble indiquer, dans les
vaisseaux sanguins, une action particulière qui s'oppose à la fois à la
diminution et à l'augmentation du sel marin, puisque la proportion
ne s'en élève pas au-delà d'une certaine limite.

Le sel marin ne serait donc pas, pour le sang, un principe acci-
dentel, mais un principe constant, et il s'y trouverait dans une proportion jusqu'à un certain point invariable.

III

Quittons le laboratoire chimique, chargé de quelque butin ; entrons à l'hôpital, au chevet du malade, où doivent converger toutes les routes que parcourt le médecin, la route aisée des traditions, et la route difficile des observations et des expérimentations.

Le sel marin est diminué dans la phlegmasie, les maladies paludéennes et la chlorose. (Becquerel et Rodier.)

Récemment encore, MM. Becquerel et Cohen ont démontré de la manière la plus positive que la soude diminue dans le sang chez tous les sujets affectés de fièvre lente, inflammatoire ; que l'humeur sanguine prend dans ce cas une réaction acide (?), laquelle est incompatible avec les fonctions que le sang remplit dans la nutrition et la respiration, et s'oppose, par conséquent, à un état de santé convenable. (Barthez.)

Ajoutons que le nombre des globules rouges du sang diminue, tandis que les globules blancs augmentent, ainsi que la partie séreuse, et que cette asthénie générale, ou viciation humorale, a pour effet de rendre les éléments du sang moins liés, et d'entraver consécutivement toutes les fonctions vitales génératrices ; enfin que l'oxygène et l'azote diminuent, ce qui rend cette humeur plus riche en carbone. (Frémy, Pelouze, Longet, Barthez, etc.)

Nous savons encore que ce sel diminue dans la diète et la fièvre intermittente (W. Hammond, Méhu).

Sous le point de vue pathognomonique, la diminution de sel marin nous offre des signes précieux, caractéristiques, qu'il n'est plus permis aux cliniciens de négliger, et dont le médecin de province, qui a une clientèle en dehors de sa résidence, ne peut plus se passer.

Dans la fièvre typhoïde et dans la pneumonie, par exemple, ce sel est *toujours diminué* dans les urines ; en sorte que l'azotate d'argent ne détermine plus un précipité cailleboté, mais seulement un trouble laiteux. Dans des cas graves, ce sel peut même complètement disparaître, et l'azotate d'argent ne produire aucun changement dans les urines. Sa réapparition dans les urines est *toujours* un précurseur de l'amélioration dans l'état de la maladie, même là où les signes physiques du stétoscope et du plessimètre ne révèlent aucun changement dans le processus morbide.

Sa diminution ou sa disparition est *toujours* un signe péremptoire d'une aggravation ou d'une recrudescence de la maladie.

Dans ce cas, un peu de notions de chimie élémentaire que nous avons le droit de supposer chez tous les praticiens, suffit pour deviner l'état de la maladie, sans même voir le malade.

Il est à noter que, dans tous les états morbides aigus accompagnés d'une diminution de sel marin dans les urines, nous n'en saurions augmenter la quantité par l'introduction directe de ce sel dans l'estomac.

Nous avons assisté aux expériences cliniques de M. Oppolzer, notre cher maître, qui administrait du sel marin aux sujets affectés de pneumonie ; on n'en pouvait jamais augmenter la quantité dans les urines, ni le faire revenir là où il avait disparu.

IV

Quant aux autres sels que renferment les Eaux minérales de Lons-le-Saunier, tels que les sulfates, les bromures, iodures, etc., nous dirons seulement, à leur avantage, que la soude prédomine sur la potasse dans leur combinaison, avantage que les eaux de Salins même, citées par le Frère Ogérien, d'après l'analyse de M. Poitevin, ne pourraient revendiquer au même degré.

En effet, il nous semble incontestable que les sels de sodium doivent toujours avoir la préférence thérapeutique sur ceux de potassium.

Déjà en 1858, nous avons vu M. Hebra, notre autre maître, préférer l'iodure de sodium à celui de potassium. En 1870, l'Académie de Paris a été saisie de la question de la préférence à accorder aux sels de sodium, et la décision semble leur avoir été favorable.

Nos propres expériences nous autorisent à préférer toujours les sels de sodium là où un bromure ou iodure est indiqué en grande dose, ou pour l'usage de plusieurs mois, comme dans l'épilepsie et dans de certaines formes syphilitiques.

Trois de nos malades épileptiques prennent, avec succès, 5 à 7 grammes de bromure de sodium par jour depuis dix mois, et nous n'avons pas constaté les inconvénients qu'on attribue au bromure de potassium, inconvénients signalés spécialement par M. Legrand du Saulle (*Gaz. des Hôp.* 1872, nº 22).

Un de ces trois malades avait fait déjà usage du bromure de po-

tassium pendant 8 mois environ ; mais l'amaigrissement et des symptômes cérébraux inquiétants l'avaient forcé d'interrompre ces médicaments tous les quinze jours ou toutes les trois semaines.

Quoi qu'il en soit, les Eaux minérales de Lons-le-Saunier possèdent
une quantité si notable de sel marin, qu'il nous semble impossible
de ne pas lui attribuer la plus large part dans l'action thérapeutique.

Cette action peut, certes, être modifiée par les autres sels qui sont
dissous dans les mêmes eaux, et qui, de leur côté, peuvent produire
des effets résultant de l'association de ces divers agents thérapeutiques, effets n'appartenant ni à l'une ni à l'autre de ces substances
prises isolément. Mais l'étude clinique seule peut nous éclairer, étude
dépouillée de toute théorie nosologique, qui dénature les faits pour
les mettre dans un lit de Procuste, que l'on appelle système.

V

Eclairée par ces données chimiques et physiologiques, notre tâche
se réduit à ceci : employer les eaux minérales de Lons-le-Saunier
dans les maladies qui vont de pair avec une diminution de sel marin,
de même que l'on fait usage des eaux ferrugineuses dans les maladies qui se manifestent par une diminution de fer.

Nous n'avons donc plus besoin de faire des expériences préalables
sur les hommes en santé, et de nous exposer ainsi à la raillerie de
ces auteurs qui croient encore à la possibilité de défendre l'empirisme en attaquant ces genres d'expériences « parce qu'il n'existe
pas, disent-ils, d'hommes sains. »

Les problèmes, que nous avons à résoudre, sont ceux-ci :

1° Si *le régulateur* qui s'oppose, en état normal, à recevoir un surplus de chlorure de sodium, et, en état morbide aigu, à en augmenter la quantité jusqu'au chiffre nécessaire à la santé ; si ce régulateur, disons-nous, se montrera aussi opiniâtre dans les maladies chroniques ;

2° Si la maladie disparaît quand le sel marin atteint son chiffre normal dans l'organisme.

La meilleure solution de ces problèmes, c'est la guérison de la maladie ; cette solution devrait également convaincre ceux qui trouvent déjà le chemin de fer trop lent, et ceux qui, par respect pour la tradition, se laissent encore traîner par des bœufs.

Heureusement ou malheureusement, les maladies qui règnent d'une manière endémique dans le Jura, comme une étude sérieuse nous en a convaincu, dénoncent toute une diminution de sel marin. Il ne nous manquera donc pas de sujets à expérimentation.

Disons-le par anticipation : ces Eaux répondent si bien à ce que nous attendions d'elles, que nous croirions nous rendre coupable de lèse-humanité, si nous hésitions à rendre publics les résultats que nous en avons obtenus.

Que nos collègues, tous animés, certes, du même zèle à se rendre utiles à l'humanité, suivent la route que nous allons tracer d'une main timide, ou qu'ils en exploitent une autre plus aisée, plus rationnelle, qui mènerait à de meilleurs résultats ; nous aurons signalé, en tous cas, une voie que nous croyons féconde, et notre but de bien mériter du Jura, sera atteint.

VI

Dans les chapitres précédents, nous avons énuméré quelques maladies qui se manifestent chimiquement par une diminution de sel marin dans le sang ; diminution qui entraîne la perte des produits les plus animalisés, comme les globules rouges, etc.

L'insuffisance de sel marin dans le sang se fait sentir dans l'économie animale, d'un côté, par le manque de chlore ; et de l'autre côté, par le manque de soude ; ici, par la diminution de l'alcalinité du liquide sanguin et de différentes sécrétions, tel que du mucus utérin, qui devient acide et détermine la stérilité ; là, par la diminution de l'acidité, comme dans le suc gastrique dont l'acide — que ce soit l'acide chlorhydrique ou l'hydrochloropeptique, — est fourni par le chlore du sel marin.

Nous avons encore démontré que la diminution de sel marin favorise à un haut degré le développement des parasites, non-seulement animaux (voir plus haut) mais aussi végétaux.

Les cryptogames, par la fermentation, fournissent le vinaigre dans l'estomac des sujets atteints de pyrosis, de dyspepsie et de quelques formes de gastralgie.

Ce sont aussi peut-être les champignons qui déterminent et entretiennent les fleurs blanches.

Nous ne trouvons rien d'hypothétique dans l'indication de l'em-

ploi du sel marin, là où il manque, afin de rendre aux sucs et aux
sécrétions leur réaction physiologique respective, alcaline ou acide,
afin de détruire les champignons fermentescibles ou destructeurs qui
végètent dans l'épiderme ou dans l'intérieur du corps. (1)

Nous ne voulons pas nous étendre sur la préférence qu'on doit
accorder aux eaux minérales qui renferment des éléments indiqués
pour telle ou telle maladie, sur les médicaments tels qu'ils se pré-
parent dans les laboratoires.

La question est jugée.

Toutefois, nous croyons à propos de citer M. Barthez (l. c.). Il
est bon de s'abriter derrière une telle autorité. « Dans les divers
« états morbides, dit-il, les médicaments, toniques ou autres, pré-
« parés dans nos pharmacies, étant restés impuissants, et les *émis-*
« *sions sanguines, les vomitifs et autres moyens de ce genre*, ne pou-
« vant plus être employés, la *médication* régénératrice *des eaux mi-*
« *nérales* reste donc la *seule* qui puisse véritablement être invo-
« quée, et la *seule* qui puisse produire, en effet, des résultats réel-
« lement efficaces, en introduisant dans le sang les éléments re-
« constitutifs, dont l'état physiologique du malade se trouvait privé,
« depuis longtemps déjà, par la souffrance du mal. »

Et, plus loin, le même auteur, en parlant des Eaux de Vichy,
s'exprime ainsi : « ..... car elles renferment précisément, dans leur
« composition chimique, un ensemble de substances salines à base
« de soude, dont les propriétés curatives, neutralisantes et recons-

---

(1) Pendant qu'on imprime ces lignes, nous recevons le cahier de novembre du
Journal de médecine et de chirurgie (1872, page 514). Nous y voyons que M. Du-
mas a découvert les propriétés anti-fermentescibles du borate de soude (celles du
chlorure de sodium étant connues depuis plus longtemps). MM. Rabuteau et Papillon
viennent de découvrir cette même vertu plus prononcée dans le silicate de soude.
Ces auteurs lui supposent, en outre, des vertus thérapeutiques dans les maladies
infectieuses, virulentes, parasitaires, etc., qui dépendent toutes de la présence, au
sein de l'économie, des principes plus ou moins analogues aux ferments.

Nous sommes persuadé que les Eaux minérales de Lons-le-Saunier, par leur richesse en chlorure de sodium et peut être aussi par leur bromure de sodium, possèdent des vertus anti-parasitaires. Nous en produirons des observations plus loin.

« tituantes, tout à la fois, des forces vitales, conviennent plus
« parfaitement à la réalisation d'un pareil résultat. »

Or, pour ce qui concerne la soude, certes, les Eaux de Lons-le-
Saunier, en renfermant autant que celles de Salins, n'ont point
d'équivalent en France ni en Allemagne, si l'on exempte celles de
Nauheim et de Tarasp, en Suisse ; car si les Eaux de Salies-de-
Béarn, de Hombourg et de Kissingen sont très-riches en sel marin,
elles possèdent aussi une quantité notable de potasse qui porte atteinte à leur valeur (voir plus haut).

Les Eaux de Kreuznach offriraient une grande analogie avec
celles de Lons-le-Saunier, si elles possédaient aussi du bromure de
sodium.

C'est pourquoi nous n'enverrons jamais nos malades chercher des
eaux chloruro-sodiques en Allemagne, où ils ne les trouveront,
nulle part, aussi riches en principes reconstitutifs qu'à Lons-le-
Saunier.

Toutes imparfaites que soient nos expériences sur les effets des
Eaux de Lons-le-Saunier ; toutes restreintes que soient nos observations, — et comment peuvent-elles être autrement, vu qu'elles
n'ont été recueillies que pendant 18 mois, et que leur auteur n'était
secondé par personne ? — ; nous nous permettrons d'engager nos
collègues, non-seulement dans un but patriotique, mais au nom de
l'humanité, à étudier les vertus médicinales des Eaux que nous recommandons, du moins pour les cas où nous sommes convaincu de
leur efficacité.

Si, dans le domaine physique, la réunion des forces décuple, cen-
tuple leur puissance, de même, c'est le travail collectif qui vainc
les obstacles sur le terrain scientifique.

Que les médecins du Jura, — car c'est à eux les premiers que
nous nous adressons, — essaient, éprouvent les Eaux que nous pré-

conisons, soit dans le cas où nous les avons employées, en nous basant sur des données physiologiques et pathologiques ; soit dans d'autres cas, en se plaçant à un autre point de vue ; et les Eaux minérales de Lons-le-Saunier occuperont bientôt une des premières places hydrologiques en France et en Allemagne.

VII

Les eaux chlorurées-sodiques, athermales et fortes, passent généralement pour constiper à faible dose, et pour être, au contraire, purgatives en certaine quantité. C'est une loi en hydrologie, dit M. Rotureau (Examen comparatif des principales Eaux de l'Allemagne et de la France). A cet égard, nous ne pouvons rien dire de positif des Eaux de Lons-le-Saunier.

Nous avons eu des malades chez lesquels une petite verrée, prise à jeun, a amené plusieurs selles diarrhéïques : et d'autres qui, buvant jusqu'à six verrées tous les matins, n'avaient qu'une ou deux gardes-robes liquides.

Deux de nos malades dyspeptiques, atteints d'un engorgement de la rate et du foie, se plaignirent même de constipation. Ils buvaient six verres par jour, et réclamaient néanmoins des purges.

Presque tous les malades ont des borborygmes, dix ou quinze minutes après l'ingestion d'une ou de deux verrées d'eau. Mais nous n'avons observé que deux fois de faibles coliques, qui, d'ailleurs, cessèrent avec l'évacuation alvine.

Ce qui est remarquable, c'est qu'une diarrhée même un peu plus forte, provoquée par un abus de ces eaux, ne détermine presque jamais ce sentiment de relâchement et de défaillance qu'on observe après tous les médicaments purgatifs. Au contraire, le malade est plus à son aise, mieux dispos et plus fort.

A l'extérieur, même en continuant l'usage des bains pendant plusieurs semaines, les eaux ne produisent aucun autre changement de l'épiderme, que celui de le rendre plus doux, plus onctueux, en dissolvant la matière cailleuse épidermique qui le couvre.

Toutefois, nous conseillons à nos malades de se bien essuyer, en sortant du bain, avec un linge neuf, pas trop fin, ou, mieux encore, de se frotter avec un gant en crin. Car, si l'on omet cette précaution, les malades à la peau blanche et fine, courront risque de se voir couverts de rougeurs et d'une éruption cutanée, qui pourraient nécessiter l'interruption de l'usage des bains.

Cette éruption est déterminée par de petits cristaux de chlorure de sodium, qui se déposent dans les pores et irritent la peau.

Les anciens médecins, dit M. Rotureau, regardaient comme un pronostic favorable, surtout si la maladie était interne, l'apparition de toutes les manifestations cutanées qui suivraient l'usage des eaux ; ils avaient une grande confiance dans les crises, comme on disait alors. Aujourd'hui, ces éruptions à la peau sont considérées comme une complication, qu'il faut, en général, avoir grand soin d'éviter, afin que l'on ne soit pas obligé d'interrompre ou même de suspendre le traitement minéral, avant qu'il ait donné tous les fruits que l'on était en droit d'en attendre.

L'auteur anonyme d'une brochure sur les Eaux de Lons-le-Saunier, écrite en 1849, attribue « l'irritation de l'enveloppe cutanée « à l'action irritante locale des principes contenus dans l'eau, et « non à un mouvement critique qu'on n'observe point pendant la « cure, à moins qu'on ne veuille décorer de ce nom les évacuations « alvines plus copieuses et plus fortes en couleur, etc. »

Nous employons encore les Eaux de Lons-le-Saunier en inhalation.

Nous nous servons pour cela de l'appareil *Siegle*.

Pour les personnes au goût blasé, nous ajoutons aux eaux minérales l'hydrolat de laurier cerise, qui corrige mieux le goût salé que les sirops qui, d'ailleurs, ne peuvent être employés dans l'inhalation.

Quoi qu'on en dise, nous sommes convaincu que le liquide *pulvérisé* pénètre parfaitement dans les bronches et peut-être aussi dans les vésicules pulmonaires, comme le fait la poussière de charbon, de chaux, etc.

Nous trouvons dans notre relevé clinique un nombre assez considérable de guérisons et d'amélioration des maladies des voies aériennes au moyen d'inhalations, qui pourront convaincre l'esprit le plus pyrrhonien.

Notre collègue et compatriote, M. Zurkowski, médecin-inpecteur des Eaux de Schinznach (canton d'Argovie, Suisse) nous a assuré que ces Eaux devaient leur renommée, en grande partie, à l'efficacité incontestable de leur emploi sous forme d'inhalation.

Nous ne saurions encore donner des règles générales pour l'emploi des Eaux de Lons-le-Saunier, car nos expériences n'ont été recueillies que pendant deux saisons.

Si l'on voulait suivre les conseils donnés par une brochure qui traite des Eaux de Lons-le-Saunier, on n'aurait qu'à laisser boire les Eaux aux malades, et les saigner de temps à autre, pour obtenir de ces Eaux la guérison de toute maladie.

Il en est, de ce genre de brochures, comme des historiens du moyen-âge : chacun écrivait pour son seigneur.

Consultez les livres balnéothérapiques. Autant de sources, autant de panacées. « Malheureusement, dit M. C. James, quand on vient « à examiner les choses par soi-même, et à consulter, non plus

« seulement les livres, mais les malades, on voit qu'il s'en faut
« énormément que les résultats soient tels qu'ils se trouvent annon-
« cés, ou du moins qu'à côté d'éclatants succès dont on parle, il y
« a de pénibles et douloureux mécomptes dont on ne dit rien. »

Jusqu'à présent, nous avons suivi pour nos malades les règles
hygiéniques prescrites par les médecins des bains. Nous recommandons aux malades, particulièrement, une habitation saine, et une
nourriture d'après l'état de la maladie.

Le malade commence par une verrée d'eau le matin, à jeun, et
autant avant le dîner, vers 3 heures après-midi. Si cette quantité
amène plusieurs selles diarrhéïques, il la réduit à un verre à Bordeaux. Nous n'en augmentons la dose *que progressivement et lentement.*

Nous évitons, autant que possible, nous qui n'avons point d'*humeurs* à perdre, ni de *matière peccante* à conjurer, nous évitons,
disons-nous, l'effet purgatif des eaux. Car, on ne saurait assez le
répéter, ni le crier assez haut pour détruire ce très-funeste préjugé,
et pour avertir contre cette grave et préjudiciable erreur : ce n'est
pas le principe morbide métamorphosé en sécrétion muqueuse qui
se fraie un passage par un émonctoire quelconque.

Les purgations fréquentes, dit M. Barthez, nous font maigrir, en
nous enlevant du corps les produits les plus animalisés ; car les
boissons (tisanes !) que prennent les malades habituellement, ne
suffisent point pour compenser cette déperdition des éléments salins
et fibrineux du sang.

Les malades qui viennent chercher dans les Eaux de Lons-le-
Saunier une médication régénératrice et des éléments reconstitutifs
pour le peu de sang qui leur reste, quel que soit l'organe souffrant,
sont toujours plus ou moins affectés, au début, d'un trouble profond
dans la nutrition.

Ce trouble se fait sentir dans tout l'ensemble de l'organisme et dans l'harmonie des phénomènes vitaux physiologiques. On trahirait donc la cause du malade, si on lui enlevait par des purges d'une main ce qu'on lui accorde de l'autre.

Nous n'avons jamais employé les Eaux de Lons-le-Saunier dans les maladies à l'état aigu, mais nous en avons fréquemment fait usage dans l'état subaigu.

Nous ne nous en repentons pas.

Ces Eaux nous ont rendu un service efficace, nous allions dire presque spécifique, dans l'engorgement de la rate et du foie, engorgement dû à la fièvre intermittente, ainsi que dans l'anémie paludéenne, ou acquise par un régime empirique, particulièrement quand elle avait résisté à l'usage du fer.

La vertu tonique des Eaux de Lons-le-Saunier et peut-être aussi de toutes les eaux chlorurées-sodiques, s'explique non-seulement par leur action reconstituante des principes salins essentiels à l'économie animale, mais aussi, nous le croyons, par leur effet anti-parasitaire.

Nous n'ignorons pas toute la responsabilité que nous assumons sur nous en leur attribuant une vertu que nous ne pouvons encore prouver par aucune démonstration physiologique. Mais nous nous tenons pour persuadé que les observations cliniques peuvent souvent prendre la place des expérimentations, et même parfois les remplacer.

Dans la première partie de cet opuscule, nous avons vu que le manque de chlorure de sodium dans l'économie animale favorise, chez les animaux, le développement des parasites-animaux. Nos propres expériences cliniques nous permettent de soutenir que là où il manque du sel marin, chez les animaux comme chez les hommes, les parasites animaux ou végétaux trouvent un terrain propice à leur développement.

5.

Or, nous croyons qu'en restituant au corps sa ration de sel marin, dont la maladie ou les émissions sanguines, les purges, etc., l'ont dépouillé, nous préserverons le corps du développement parasitaire.

En un mot, nous attribuons au chlorure de sodium une vertu antiseptique ou anti-parasitaire, au moins contre certains genres de parasites.

Expliquons-nous. Nous ne pensons pas que le chlorure de sodium soit un véritable parasiticide, comme l'acide phénique. Il agirait plutôt comme la créosote, à laquelle M. Béchamp attribue, à tort ou à raison, la vertu de s'opposer à l'éclosion des germes parasitaires, mais non celle de tuer les parasites déjà développés.

C'est ainsi que nous comprenons l'effet curatif des Eaux de Lons-le-Saunier contre le pityriasis, l'eczema marginatum d'Hébra (1) et peut-être aussi la leucorrhée (voir plus haut), ainsi que contre quelques autres parasites du tégument.

C'est aussi de la même manière que nous interprétons l'efficacité des Eaux de Lons-le-Saunier dans les maladies paludéennes, au moins, comme nous nous en sommes convaincu, dans la fièvre intermittente.

---

(1) D'après MM. Hébra et Koebner, c'est le *Trichophyton tonsurans*, le même qui détermine le herpès tonsurant qu'on observe principalement sur le cuir chevelu, mais aussi sur d'autres régions cutanées, le herpès circiné, la sycosis (*Microsporon mentagrophytes* de M. Robin) et la mantagre, c'est le *Trichophyton tonsurans*, disons-nous, qui détermine l'eczema marginatum d'Hébra.

Cette affection est caractérisée par son siége constant à la face interne des cuisses, au mont de Vénus et à la peau des fesses. Ce sont d'abord des plaques rouges, saillantes et de la grandeur d'une pièce d'un franc, qui progressent par extension centrifuge, se distinguent par la proéminence d'un rebord périphérique, et se développent presque exclusivement chez l'homme et surtout chez les cordonniers. (Wagner.)

Cette affection n'est pas rare dans le Jura; seulement les cordonniers n'y ont pas le monopole du Trichophyton.

S'il est vrai, comme le prétendent MM. Vingtrinier, Jourde et autres, que la cause de la scrofulose réside dans un miasme semblable au miasme paludéen, auquel M. West a donné le nom de *bronchine* (Wagner); l'effet curatif des eaux chlorurées sodiques contre la scrofulose n'aura rien d'étonnant. M. Dumoulin, médecin-inspecteur des Eaux de Salins, qui, comme il l'affirme, a un nombre si considérable de scrofuleux à traiter dans son établissement, est plus à même que personne de vérifier cette assertion.

Pour ce qui concerne la fièvre intermittente, nous n'hésitons pas à émettre l'opinion que ce sont les parasites qui la déterminent.

Si la fréquence des parasites dans les pays marécageux, au moins dans le Jura, rend *à priori* cette opinion assez vraisemblable, ce sont les expérimentations de M. Salisbury constatées par MM. Hammond, Morren et autres (voir plus haut) qui la rendent plus que probable.

VIII

Le lecteur nous saura peut-être gré de reproduire succinctement quelques détails des expérimentations de M. Salisbury, célèbre observateur américain, tels que nous les trouvons dans l'*Union médicale;*(1866.)

M. Salisbury suspendit, durant la nuit, des plats de verre au-dessus des eaux stagnantes et marécageuses. Le matin, le dessous du vase était invariablement recouvert de gouttes d'eau contenant les mêmes corps microscopiques constatés ensuite dans l'expectoration des malades, tandis que le dessus ne contenait que des cellules spéciales, que M. Salisbury considère comme la cause de l'intermittence. C'est une petite cellule oblongue, type algoïde, ressemblant beaucoup aux cellules palmellées ayant un nucléus distinct, entouré d'une paroi cellulaire avec un large espace transparent entre l'enveloppe et le noyau.

M. Salisbury a rencontré ces cellules dans l'expérimentation d'un des fébricitants et d'un grand nombre de personnes exposées aux effluves paludéennes. Leur sécrétion salivaire contenait des cellules microscopiques ; mais les cellules en question n'y manquaient jamais.

M. Salisbury lui-même, en répétant ses expériences sur les marais de l'Ohio, éprouvait une sensation particulière dans le gosier et les bronches, et, à son retour, ses crachats contenaient les cellules en question. Le dessous de ses plats de verre était aussi couvert, le lendemain matin, de ces cellules.

En poursuivant ses recherches dans plusieurs districts infectés de fièvre intermittente, Salisbury retrouva toujours les mêmes cellules.

Pour prévenir toute objection, il restait à faire la preuve directe de la puissance fébrigène de ces plantes. A cet effet, Salisbury fit transporter de la terre prise dans une prairie marécageuse et pourvue des plantes dont il s'agit, dans une localité située à 300 pieds au-dessus du niveau de la mer, éloignée de toute contrée palustre, parfaitement salubre et où jamais un cas de fièvre intermittente n'avait paru.

La terre pourvue de cryptogames fut placée sur le châssis d'une fenêtre, au second étage, ouvrant sur la chambre à coucher de deux jeunes gens. La fenêtre fut tenue constamment ouverte. Les plats de verre, suspendus au-dessus durant la nuit du quatrième jour, décelèrent le corps du délit.

Dès le douzième jour, un de ces deux jeunes gens eut un accès de fièvre intermittente, et le second en fut atteint le quatorzième jour.

Tous deux eurent ainsi trois accès successifs du type tierce, qui furent guéris par les remèdes souverains.

Des quatre membres de la famille couchant au premier étage, aucun ne fut atteint.

Ces expériences cliniques furent souvent répétées, et toujours avec le même résultat.

A ces expériences, qui nous semblent irréfutables, ajoutons celles du célèbre M. Spallanzoni. Il a constaté que la quinine tue les parasites animaux et végétaux.

Nous sommes porté à croire que l'Eucalyptus globulus partage avec la quinine la même vertu.

Une fois reconnue la propriété anti-parasitaire des eaux chlorurées sodiques, on comprendra aisément pourquoi les Eaux de Vichy, si efficaces contre les engorgements ganglionnaires, le sont fort peu, comme l'assure M. Barthez lui-même, contre l'engorgement de la rate. C'est que les Eaux de Vichy sont loin de renfermer autant de sel marin que celles de Lons-le-Saunier.

Nous ignorons l'effet des Eaux de Lons-le-Saunier dans beaucoup d'autres maladies réputées guérissables par les eaux chlorurées sodiques, telles que la syphilis, la scrofulose, etc. Ces maladies sont peu fréquentes dans l'arrondissement de Lons-le-Saunier, et la scrofulose, comme nous l'avons dit plus haut, y est rare.

Nous y trouvons, il est vrai, bien des enfants anémiques, avec un eczème du cuir chevelu, accompagné, comme toujours, d'engorge·ments des ganglions cervicaux, et même avec un ventre ballonné.

Mais cette affection se combat mieux par un régime hygiénique, en défendant ces gaudes *rafraîchissantes*, etc., qu'on ordonne, malheureusement, même aux nourrissons qui, ne mâchant pas, ne

peuvent, par conséquent, les pétrir avec la salive pour les di-
gérer, c'est-à-dire pour métamorphoser les principes amylacés en
sucre.

A ces pseudo-scrofuleux, il faut prescrire une nourriture propor-
tionnée à l'âge de l'enfant, une plus grande propreté, des bains, de
l'air et du soleil, au lieu de tisanes dégoûtantes, de l'iode, de l'huile
de foie de morue, et de tant d'autres remèdes de la quatrième
page des journaux, lesquels ne possèdent d'autre vertu que celle de
dénoncer l'esprit spéculatif de leur inventeur.

Nous ne saurions rien dire de l'action curative de ces eaux dans
les dyscrasies.

Pour nous, avouons-le, dyscrasie (en grec mauvaise constitution,
mauvais tempérament), signifie moins une entité morbide qu'une
ignorance dans laquelle se trouve parfois la médecine vis-à-vis certaines maladies pour les saisir, isoler et localiser.
Aussi voit-on ces dyscrasies, depuis les grands maîtres Bichat et
Broussais et avec les progrès que fait la science médicale, tomber
une à une dans l'oubli.

Ce n'est pas ici le lieu de démontrer que le peu de dyscrasies qui
reste encore dans la médecine — nous n'en exceptons pas même la
dyscrasie herpétique — n'ont qu'une valeur empirique.

OBSERVATIONS

·

TROISIÈME PARTIE.

I

OBSERVATION 1.

G., de Lons-le-Saunier, âgé de **32** ans, tempérament sanguin, habite, lui, sa femme et plusieurs enfants, une seule chambre au bord d'une rivière, où il n'y a pas toujours assez d'eau pour entraîner les immondices qui remplissent son lit. Le malade n'a pas d'antécédents héréditaires ni personnels. Ce n'est que peu de temps après s'être installé dans son habitation insalubre, il y a environ deux ans, qu'il a commencé à fébriciter. Son médecin lui avait bien *coupé* la fièvre, mais non *déraciné*, ce qui, néanmoins ne l'avait pas empêché de vaquer à son travail de garçon boucher. L'automne de l'année dernière, il contracta un rhume qui ne le quittait que rarement. Il n'avait jamais de quintes, mais souvent des douleurs pongitives gauches. Vers le printemps de cette année, sous l'influence du froid et de l'humidité, son rhume s'aggrava jusqu'à l'expectoration sanguinolente, et peu après, même à l'hémoptysie, symptômes que ni les sangsues au côté gauche, ni les emplâtres, ni le sirop de Digitale, pas même le régime sévère au bouillon de courge et ensuite au bouillon de raves n'ont pu conjurer.

C'est vers la fin du mois d'avril de cette année, vers 11 heures du matin, que nous vîmes le malade pour la première fois.

Etat actuel. Le malade semble être d'une forte constitution, mais amaigri. Face et thorax couverts de pityriasis, membranes muqueuses décolorées, gencives molles. Langue couverte de quelques mugnets. Face blême, terreuse, traits tirés. Thorax bien voûté ; mais les dernières côtes à gauche sont plus distendues, moins courbées que celles de droite. La moitié de la circonférence thoracique gauche mesurée dans la région indiquée accuse un centimètre et demi de bénéfice sur celle de droite. Les mouvements respiratoires de ces côtes gauches sont moins appréciables.

La percussion n'offre aucune anomalie ni en avant ni en arrière, seulement au côté gauche, dans la ligne axillaire, une matité limitée en haut par la 7e côte, et en bas dépassant de trois centimètres le rebord des fausses côtes ; dans la largeur elle occupe 6 à 7 centimètres. A la palpation on reconnaît la rate tuméfiée et douloureuse. On sent parfaitement sous la main son va et vient avec le mouvement respiratoire. Si, durant l'expiration, l'on pose les doigts joints tout près du bord de la rate, alors l'inspiration, du moins l'inspiration profonde, devient presque impossible à cause d'existence de points aigüs au côté, points provoqués par le diaphragme qui, durant l'inspiration pousse en bas la rate, laquelle ne peut descendre, puisque les doigts s'y opposent.

Auscultation. En devant, râles disséminées en grande partie à grosses bulles, mais çà et là sibilants, entremêlés de quelques craquements humides. Dans les fosses sous-claviculaires râles à grosses bulles ; respiration non saccadée.

Crachats spumeux et purulents, striés de sang.

T. 37°, 50. P. 95.

Le malade nous dit que, depuis plusieurs jours, il est pris de frissons, le matin vers 6 heures. C'est alors que la toux devient quinteuse jusqu'à vomir du sang ; vers 7 heures et demie du matin tout se calme, le frisson comme l'expectoration sanguinolente ou l'hémoptysie ; mais alors survient une chaleur plus ou moins intense qui dure deux ou trois heures ; ensuite c'est la sueur qui le fatigue mais qui semblerait lui rendre son bien-être, si un nouveau supplice n'attendait pas ce pauvre malade.

Il a faim !

Le nouveau Tantale ne porte ses yeux que sur ce qui lui est interdit. Le bouillon de raves ne rafraîchit guère ses membres, hélas ! trop rafraîchis ; le pisse-en-lit, la violette et toute cette kyrielle de racines, feuilles, fleurs et boutons administrés sous formes de tisane, ne lui restituent point le sang qu'il a perdu ; enfin, le fameux sirop de gomme même ne le rassasie pas.

Infortuné ! avec beaucoup moins de sacrifice, mais avec un peu plus d'hygiène, tu aurais conservé la santé que tu cherches aujourd'hui en vain en t'immolant à cette vieille idole, *Empirisme*, ou en versant, avec chaque saignée, ton sang sur son autel.

Uroscopie. Les urines du matin, acides ; chlorure de sodium diminué.

Ord. Sulfate de quinine 1 gramme ; régime tonifiant.

Le lendemain à 7 heures du matin.

T. 35. P. 115. Hémoptysie, perte d'environ 150 grammes.

A 8 heures et demie du matin. T. 38°, 50. Rien que quelques crachats sanguinolents.

A midi. T. 37.

Ord. La même dose de quinine. Vin de Bordeaux, etc.

Le malade a bien dormi la nuit ; mais dans la soirée bourdonnement des oreilles plus fort que la veille ; râles diminués : rate un peu plus petite.

Vers midi de la même journée, nous sommes appelé pour arrêter une nouvelle hémoptysie. Quand nous arrivons la période du frisson avait déjà fait place à la chaleur. T. 38°. Perte sanguine à peu près 200 grammes. Reste comme avant notre traitement. Quelques râles sous-crépitants disséminés.

Ord. Poudre d'Eucalyptus globulus. 18 grammes. (Nous n'avions pas alors d'essence à notre disposition). Régime de la veille.

Le lendemain (nous ne pouvons plus observer la température ; notre thermomètre est cassé) vers 9 heures du matin le malade a un peu froid, toux légère, crachats exempts de sang. Rate notablement diminuée.

Ord. Eucalyptus globulus 16 grammes.

Le lendemain. Aucun paroxysme, seulement un peu de malaise vers le matin ; rate encore plus petite que la veille ; râles presque partout à grosses bulles.

Urines. Chlorure de sodium normal.

Ord. Fer et Eucalyptus, du dernier 5 grammes par jour ; nourriture fortifiante.

Nous n'eûmes plus l'occasion de voir le malade que vers la fin du mois de mai. Il continue à vivre dans la même maison. Depuis environ 15 jours, tous les symptômes morbides ont cessé, lorsque le 29 mai, il fut pris d'un nouveau paroxysme avec des expectorations sanguinolentes et exacerbation des points au côté gauche ; lesquels ne l'ont jamais tout à fait quitté. Cette fois encore, nous ordonnons 1 gramme de quinine sans résultat appréciable. Nous eûmes alors de nouveau recours à l'Eucalyptus globulus, qui, cette fois, à la dose de 16 grammes eut, dans un jour, raison de la maladie. Mais comme l'engorgement de la rate quoique diminué, mais toujours considérable, nous laissait prévoir une nouvelle recrudescence en une autre maladie paludéenne, nous nous décidâmes à faire usage des eaux de Lons-le-Saunier pendant quatre semaines.

Nous le vîmes, la dernière fois au mois de septembre. Il a quitté sa demeure, et a juré, heureusement, non trop tard, qu'il n'y rentrerait plus.

La rate s'est retirée presque dans ses limites physiologiques. Encore une saison de cette source, et, nous en avons la conviction, la rate sera normale.

De sa tuberculose, il ne reste que quelques cicatrices hideuses sur la poitrine, triste réminiscence du danger auquel il a échappé de devenir victime d'un aveugle empirisme.

Quant à ses douleurs pongitives, ce n'est qu'après un usage de ces eaux pendant trois semaines qu'elles ont disparu.

II

L'histoire de la maladie qu'on vient de lire nous suggère quelques réflexions cliniques que nous plaçons ici pour éviter les répétitions dans l'observation suivante.

Les questions que nous nous posons sont :

1° Y a-t-il un rapport entre la dernière maladie — pneumonie catarrhale — et la fièvre que le malade avait contractée après s'être établi dans une maison exposée aux effluves miasmatiques.

2° Quel rôle joue l'engorgement de la rate dans les bronchites ou dans les autres affections dont notre malade a été atteint?

3° Quel est le *modus faciendi* des eaux de Lons-le-Saunier?

D'abord, il est plus que probable que la première maladie n'était autre que la fièvre intermittente. L'engorgement considérable de la rate datait d'au moins deux ans, sinon davantage. Cette fièvre intermittente a été conjurée par le remède spécifique, mais non l'engorgement de la rate. Le malade contracta ensuite un catarrhe de bronches que l'on ne néglige pas impunément, si le malade se trouve en même temps dans un état palustre. Or, cet état palustre ne cesse jamais avant la réduction complète de la rate à la grandeur normale.

Maintenant, lorsque le malade a l'infortune de tomber dans les mains d'un empirique, on peut presque être sûr que, si celui-ci abaisse la fonction respiratoire par les vésicatoires, s'il augmente directement la déperdition des sèves vitales par les saignées, purges, etc.; enfin, s'il supprime tous les moyens de restituer les principes essentiels à la vie par la défense de toute autre nourriture que l'eau de courge et l'eau de raves, — thérapeutique employée fatalement chez le malade en question comme chez des milliers d'autres, — on peut être certain, disons-nous, qu'il tombera, tôt ou tard, victime ou d'une bronchi-ectasie — ce qui est moins fréquent dans le Jura — ou d'une phthisie pulmonaire.

Si nous disons phthisie pulmonaire, nous devons nous expliquer pour ne pas paraître nous contredire; nous avons en effet soutenu plus haut que la tuberculose est très-rare dans le Jura.

Depuis un certain nombre d'années une révolution s'est opérée — à l'insu des empiriques — dans les idées touchant les rapports des tubercules avec la phthisie pulmonaire. Partant d'un point de vue anatomo-pathologique, on a reconnu que toutes les affections inflammatoires des bronches ou des poumons peuvent conduire à la phthisie pulmonaire que M. Virchow désigne sous le nom de pneumonie scrofuleuse, M. Lebert de pneumonie disséminée chronique, M. Niemeyer de pneumonie catarrhale — ordinairement chronique. —

D'après les observations du dernier clinicien, cette forme d'inflammation est provoquée dans la grande majorité des cas par un catarrhe qui se propage des grandes bronches aux plus petites et enfin jusqu'aux vésicules pulmonaires. L'inflammation du parenchyme pulmonaire lorsqu'elle a une pareille origine a pour résultat une énorme prolifération de cellules — nommée à tort par Laënnec « infiltration tuberculeuse grise et gélatineuse. » —

M. Jonquière, de Berne, ajoute que ce produit peut ou subir la métamorphose graisseuse et être resorbé, ou passer par la transformation dite crétacée et persister sans conséquence fâcheuse pour l'organisme, ou bien encore se fondre et entraîner le parenchyme pulmonaire dans sa ruine — *phthisie pulmonaire non tuberculeuse.* —

Cette issue fatale de la bronchite en phthisie pulmonaire est plus particulière à l'enfant. Quant aux adultes, elle n'a lieu que chez les individus aux antécédents fâcheux, héréditaires ou personnels, tels que syphilis, cancer, typhus, etc., et chez ceux qui ont mené une vie anti-hygiénique.

Basé sur des observations cliniques recueillies par nous dans des pays où règne la fièvre intermittente, tels que l'Autriche, les bords de la mer Baltique, du Niemen, du Dnieper, etc., nous nous croyons autorisé à affirmer que l'engorgement de la rate dû à un état palustre, rend toute bronchite non-seulement rebelle aux moyens curatifs les plus efficaces, mais favorise à un haut degré la métamorphose caséeuse de ses produits inflammatoires et amène l'état de phthisie pulmonaire.

Cette prédisposition ne manque jamais son effet fatal si le malade

mène une vie anti-hygiénique ; qu'il y soit forcé par des circonstances, ou qu'il soit guidé par un empirique.

Chez les individus en état palustre, toute saignée a des conséquences graves ; et s'ils sont en même temps affectés d'une maladie
des voies aériennes, la saignée détermine presque toujours la phthisie
pulmonaire *non tuberculeuse*, à moins que le malade ne meure avant
que la maladie n'ait atteint cet apogée, ce qui est, malheureusement, le cas le plus fréquent.

Juvénal reproche à Thémison de Laodicée, celui qui appliqua le
premier l'usage des sangsues dans les maladies et qui avait inventé
une composition purgative « *hiera* », le nombre des malades que
celui-ci avait tués dans un automne : « *Quot Themison aegros au-
tumno occiderit uno.* » Que dirait Juvénal, s'il vivait aujourd'hui ?..

Peut-être quelques disciples de nos grands maîtres de Paris, qui
se vantaient d'avoir obtenu quelques bons résultats par les saignées
coup sur coup, hausseront les épaules à nos assertions.

Que ces adhérents sur parole nous permettent une simple remarque, que lesdits professeurs n'avaient systématiquement pratiqué
leurs saignées qu'à Paris, et cela avec un prétendu succès qui n'est
plus un mystère. Nous sommes persuadé que si ces professeurs
avaient été praticiens dans le Jura ou dans tout autre pays paludéen,
ils auraient bientôt renoncé à la gloire d'imaginer ou de patronner
un tel système thérapeutique.

Dans un temps très-court et dans un cercle d'action même limité,
leur grand génie leur eût certainement fait connaître ce que nous
avons appris par notre longue fréquentation des hôpitaux d'une
notable partie de l'Europe.

III

Peu de mots encore sur notre traitement.

Quelques-uns nous feront peut-être le reproche de n'avoir administré le sulfate de quinine qu'en faible dose d'un gramme ; d'autres — et ceux-ci ne sont pas moins nombreux — de l'avoir employé en trop forte dose.

Nous savons que le célèbre clinicien M. Traube, n'emploie ce remède qu'à la dose de 0 gr. 50 à 0 gr. 60.

D'après nos expériences cette dernière dose n'a presque jamais raison des paroxysmes, tout au plus change-t-elle les heures ou la forme, particulièrement dans la fièvre au type quotidien. Dans tous les autres types, la petite quantité de ce remède héroïque n'est d'aucune utilité.

La dose que nous employons depuis six ans dans le Jura est un gram. par jour. Si deux doses pareilles n'ont déterminé aucun changement dans le cycle morbide, qu'il y ait bourdonnement des oreilles ou non, une dose plus forte ne sera jamais plus efficace.

Qu'il nous soit permis de relever l'ingratitude des Jurassiens envers ce remède bienfaiteur, le sulfate de quinine, à laquelle des milliers de personnes doivent la santé, la vie.

La quinine est décriée dans le Jura comme un *poison*. On s'y décide plus facilement à avaler les tisanes les plus hétérogènes ou le mercure qu'à faire usage de la quinine.

Cette appréhension est basée en grande partie sur ce que beaucoup de praticiens administrent cette médication en dose presque homœopathique de 0,05 à 0 gr. 10, dose qui ne faisant ni bien ni mal, fait par cela même du mal ; car la maladie alors, en dépit de ce médicament — et non grâce à ce médicament — progresse, s'aggrave toujours. Pour l'esprit superficiel, c'est à la quinine qu'incombe toute la responsabilité du progrès de la maladie ; tandis qu'elle ne doit être attribuée qu'à la pusillanimité du médecin.

Dans d'autres cas, la quinine, même à la dose rationnelle, reste inefficace, comme nous l'avons expliqué plus haut. La rate ne diminue pas, au contraire ; elle se gonfle de plus en plus, déterminant ici la dyspepsie, l'anémie, la stérilité, etc. ; là, la phthisie pulmonaire, l'hydropisie, etc.

De là l'*empirisme inducteur* procède ainsi dans son travail d'esprit. Dans les pays chauds, par exemple, beaucoup des fébricitants faisant usage de grandes doses de quinine deviennent hydropiques ; donc c'est la quinine qui provoque l'hydropisie...

Nous, de notre côté, nous possédons des observations cliniques assez nombreuses pour convaincre du contraire l'empirisme, même l'empirisme raisonné, mais, hélas ! non toujours raisonnable.

Nous avons guéri quelques douzaines d'hydropiques à Lons-le-Saunier et dans le canton de Bletterans par le sulfate de quinine. Toutefois, depuis que nous connaissons la vertu curative de l'Eucalyptus globulus, il nous semble qu'il est, dans bien des cas, plus facile d'obtenir la guérison par l'emploi de ce médicament, surtout si l'on emploie en même temps les eaux de Lons-le-Saunier. Nous en citerions plusieurs expériences confirmatives si nous pouvions étendre le cadre de cet opuscule. D'ailleurs, ces expériences forment le sujet d'un autre travail que nous espérons pouvoir publier bientôt.

Il nous reste encore à élucider la question du rapport des eaux de Lons-le-Saunier avec la pneumonie catarrhale et l'engorgement de la rate ?

Certes, le brome, l'iode, ainsi que les autres principes minéraux qu'elles renferment, ne peuvent pas être étrangers à l'action curative ; mais nous croyons qu'à leur sel marin en appartient la plus large part de gloire, comme nous l'avons démontré plus haut. Ces eaux, en restituant au malade ce que la maladie ou les purges et les saignées lui ont pris, rendent à l'organisme cette tonicité, cette vitalité qui non-seulement s'oppose à la progression de la maladie, à la vulnérabilité à laquelle les anémiques sont plus exposés que les hommes en santé ; mais aussi, en dissolvant et en fondant les produits inflammatoires, les exudats catarrhaux, fibrineux ou diphthéritiques, ramène l'équilibre physiologique, la santé.

Mais ce n'est pas cette vertu résolutive seule que nous cherchons dans notre source ; car pour cela on tirerait un plus grand avantage des eaux de Vichy. C'est plutôt l'effet spécial, presque spécifique de nos eaux sur l'état palustre, sur l'engorgement de la rate, dont les eaux de Vichy procurent moins souvent et plus difficilement la guérison que des affections du foie (Barthez).

Ainsi, nous revendiquons au bénéfice des eaux de Lons-le-Saunier tout ce que M. Barthez a dit des bons effets des eaux de Vichy, dans tous les cas où l'état morbide général est le résultat du séjour dans un climat malsain, d'aliments anti-hygiéniques, du gonflement de la rate, d'une fièvre intermittente rebelle, lesquels ont amené cette débilité de l'organisme. Ce n'est pas l'emploi des toniques pharmaceutiques, le quinquina, le quassia, etc., qui formeront les globules du sang, et qui répareront, de cette façon, les pertes que l'organisme a faites. C'est avec une alimentation convenable que l'on rendra au malade ce que l'on est convenu d'appeler les forces vitales. Mais pour que les agents thérapeutiques puissent modifier les organes et améliorer les fonctions dont le but est l'hé-

6.

matose, il faut avant tout disposer et réveiller les forces vitales organiques de l'appareil digestif.

Très-peu d'eaux minérales ont la propriété de reconstituer, dans le cas qui nous occupe, au même degré que les eaux de Lons-le-Saunier.

De même aussi, c'est le remède le plus efficace pour détruire les effets toxiques du ferment miasmatique paludéen — peut-être des champignons de Salisbury — dont la présence dans le sang empêche constamment le retour complet des malades à un état parfait de santé. Car, nous le répétons, l'état palustre peut exister, sans que l'individu ait jamais eu le moindre accès de fièvre.

IV

OBSERVATION 2.

Mme X., de Lons-le-Saunier, âgée de 29 ans, sans antécédents héréditaires ni personnels. Il y a huit ans, s'exposant souvent à l'intempérie, et faisant des efforts au-dessus de ses forces, elle contracta un abaissement de la matrice, une leucorrhée et une irrégularité des menstrues. Un an après, il s'y associa des douleurs pongitives gauches, de la fièvre, dont la malade ignorait l'origine et le caractère, des battements de cœur et de la constipation.

Son médecin, en attendant que la maladie se déclarât, la mit à la diète, la purgea, elle ne sait combien de fois, lui appliqua des emplâtres aux cantharides et au tartre stibié. On voulut la saigner ; mais, grâce à son instinct de conservation, elle s'y opposa. Comme il fallait à tout prix attirer dehors la *matière peccante*, on usa d'une légère supercherie. On ne la saigna pas, mais on la fit saigner, de temps à autre, par 50 bouches de sangsues, bouches qui ne vomissent pas la mort, mais qui sucent la vie.

Grâce à cette petite manœuvre thérapeutique, aussi facile qu'*expéditive*, la maladie se déclara bel et bien. La fièvre devint plus ardente ; il survint une toux quinteuse, et bientôt une hydropisie et une hématomèse. Inutile de la soumettre toujours à l'eau de raves ou de courge, car une inappétence complète avait remplacé l'anocexie primitive.

On créa ainsi une nouvelle maladie, que l'empirisme n'est jamais embarrassé pour qualifier. Chaque empirique, en effet, sait toujours trouver une analogie, fabriquer à sa guise une déduction, un *travail d'esprit*, qui n'exige ni travail ni esprit.

En cela tout le monde fut d'accord que la malade était atteinte d'une hydropisie. Les urines renferment-elles beaucoup d'albumine ? Y a t-il quelques tissus organiques, tels que des épithèles ou des cylindres caractéristiques ?... Mais c'est de la microscopie cela, et de la chimie !... Fi donc !... quelle horreur !... Des urines et des tissus organiques cadavériques ?

« Eh bien, non ! » s'écrie à l'applaudissement général de ses collègues ou de ses disciples un écrivain empirique moderne, « non !
« Tout cela (la physique, la chimie, etc.), est aussi débile en théorie
« que répugnant dans les détails. Tripotage de viandes, parfum
« d'abattoirs... Ce n'est pas, en effet, en accomplissant dans d'im-
« mondes banquets ces hideuses macérations de graisse et de mus-
« cles, qu'on arrivera jamais à déterminer le mode d'action phy-
« siologique et thérapeutique, etc. Sous prétexte que l'économie
« humaine est soumise à la loi des corps physiques, on cherche à

« réduire tous les phénomènes de la vie aux conditions brutes des
« expériences de laboratoire : action et réaction, composition et
« précipité, toutes les combinaisons de la chimie pure dont on a fait
« les principes d'une médication infaillible. Elle est infaillible, en
« effet, mais contre la vie. »

Qu'en dites-vous, messieurs les membres de toutes les académies ?
Accusés de meurtre, répondez devant ce procureur empirique !

L'auteur continue : « Où est la fin, la certitude thérapeutique qui
résulte des conquêtes de la physiologie ? » (M. C. Bernard et vos
collègues, levez-vous !) « Où est l'utilité ? La plus grande des décou-
« vertes et la plus durable, celle de la circulation du sang » (Era-
sistrate, Hérophile, Harvey, debout !) « n'a pas fait faire un pas
« à l'art de guérir et n'a pas sauvé la vie à un seul homme. »

Or, d'après l'école empirique, pour être médecin selon une saine
méthode curative, la première condition est d'ignorer complètement
toutes les sciences, même l'anatomie descriptive. Car, s'il est inutile
de connaître la nature en général, il est dangereux de savoir les lois
qui régissent la nature humaine.

Vita longa, ars brevis : la vie est longue, l'art est court. Pour être
bon médecin, on n'a qu'à s'initier aux mystères cabalistico-empiri-
ques, pourvu que, tout en fréquentant l'église, si cela est lucratif,
on jure foi aux dogmes émis par ce même auteur : « Que tout en nous,
« *principe* et *résultat*, est *matière et rien que matière...* Que le coup
« de clef qui a donné l'impulsion à notre machine n'est pas d'un
« artiste ordinaire. Cherchez cet admirable artiste ; *ce n'est pas*
« *Dieu*, c'est une belle loi physique de mouvement et d'affinité, c'est
« l'organisation, c'est la vie, c'est le suprême inconnu... »

On voit que pour messieurs les empiriques la philosophie et la physique ne sont dangereuses que pour la science médicale ; mais pour la conscience humaine elles sont de toute nécessité. On prend ou de Stahal le mouvement de Descartes pour en faire un dieu, on y ajoute l'Affinité pour en faire une déesse et on complète cela, pour obtenir une trinité, avec ce *travail d'esprit* propre aux empiriques.

. Depuis que nous savons que la science gémit dans les citadelles du despotisme, nous aimons d'un amour tout spécial le progrès de la science ; de même depuis que nous savons que la pensée de la liberté gèle en Sibérie, nous respectons la liberté de la pensée. Mais ériger en dogme l'ignorance et l'athéïsme, certes, il y a de quoi révolter non-seulement Voltaire qui dit : « Si Dieu n'existait pas il faudrait l'inventer » ; mais même Robespierre, qui fait de la foi en Dieu la première loi sociale.

Nous nous accusons, lecteur, de cette digression. Mais comment se taire devant des maximes si contraires au sens commun et si dangereuses pour la société, d'autant plus qu'elles sont confessées par des médecins qui, s'abritant derrière de vieilles écoles effondrées, croient avoir le droit d'agir avec les malades comme ils ont agi avec la malade qui fait l'objet de cette observation.

Celui qui n'a d'esprit que pour faire d'un principe une matière, ne doit avoir de cœur que pour faire de la matière un principe.

Virtus post nummos. Aujourd'hui l'argent, demain la vertu.

Mais revenons à notre malade. Guidée encore par un instinct naturel, elle renonça à l'art médical routinier de crainte d'être étouffée de ses caresses marâtres. Il en était grandement temps. Une nourriture fortifiante et l'air de la montagne, deux agents thérapeutiques des plus efficaces et le plus souvent, hélas ! négligés et même proscrits, lui procurèrent un bien-être relativement satisfaisant pour deux ou trois ans. Au bout de ce temps, elle quitta la montagne où elle avait constamment séjourné pour s'établir à Lons-le-Saunier dans une ruelle obscure et humide.

Dans sa maison d'habitation, il n'y a que deux fenêtres dont l'une donne sur cette ruelle, l'autre sur un passage étroit, rempli d'ordures et d'immondices. La malade se vit bientôt atteinte de tous les symptômes morbides excepté l'hydropisie, symptômes dont elle avait eu tant à souffrir. De nouveau elle eut recours à l'art médical, et de nouveau elle en désespéra.

Aurait-elle pu oublier la leçon si chèrement payée sur les effets des révulsifs et des altérants?

La malade s'adressa à nous le 2 avril.
Voici quel était alors son état.
Elle était pâle, sub-ictérique, très-maigre, les muqueuses dépourvues de sang. Depuis deux jours elle toussait plus que d'habitude et vomissait du sang pur par gorgée. Fièvre tous les jours le matin, points au côté gauche ; leucorrhée très-forte. Elle se trouvait à l'époque menstruelle, mais elle ne produit que quelques gouttes de sang par la voie physiologique.

Les matières vomies étaient acides, contenant de l'acide acétique ; mais une solution d'azotate d'argent n'y déterminait aucun précipité. — La malade a vomi étant à jeûn. —

Vues au microscope, ces matières renfermaient en grande quantité des cryptogames — *sarcina ventriculi* et *Torula cerevisiæ*, — ainsi que des globules de sang.

Percussion. Matité absolue dans la ligne axillaire gauche dès la 6e côte jusqu'à 6 centimètres dans l'hypocondre, matité déterminée par la rate qui était dure et douloureuse au toucher.

Le foie surpassait à peine de 2 centimètres les rebords des côtes il n'était pas sensible. La poitrine n'offrait aucune anomalie ni en avant ni en arrière.

Auscultation : Râles à grosses bulles très-répandus ; quelques râles sifflants. Langue et gencives couvertes de muguets. Il nous a semblé — la remarque a son importance, — que ces muguets étaient déterminés par deux genres de cryptogames ; 1° *Oïdium albicans* (Robin). 2° *Leptothrix buccalis* (Remak). Les premiers formaient plutôt les plaques de la langue ; les seconds celles des gencives.

Ajoutons encore ce qui est caractéristique pour le diagnostic que le sang renfermait presque autant de globules blancs que de globules rouges. Aucune glande n'était tuméfiée.

Nous prescrivîmes pendant trois jours un gramme de sulfate de quinine par jour. Nourriture fortifiante (œufs, côtelettes grillées) ; mais nous défendîmes vin, lait, sucre, fruits et légumes, — y compris eau de courge et eau de raves. —

Dès le second jour, bourdonnement des oreilles ; vomissements moins abondants, moins fréquents ; la fièvre un peu moins forte mais existant toujours.

Le 5 avril la fièvre survint vers le soir au lieu du matin.

La rate n'était pas diminuée ; points de côté les mêmes.

La malade prit le 6 et le 7 avril, chaque jour 16 grammes d'Eucalyptus globulus. Le 8 avril, la malade ne vomissait plus depuis la veille. La rate un peu diminuée. Les muguets avaient disparu, ainsi que la toux ; points de côtés très-faibles. Leucorrhée toujours assez considérable, mais elle perdait une plus grande quantité de sang par la voie normale. Nous continuâmes à lui prescrire de l'Eucalyptus globulus 6 grammes par jour. Nous y ajoutâmes 0,30 grammes de fer. Nourriture tonifiante ; séjour à la montagne.

Elle y retourna. Elle s'y portait très-bien.

Nous vîmes la malade le 6 juin, 15 jours après sa rentrée en ville.

Le mois précédent elle était réglée; depuis 8 jours elle avait la fièvre, et depuis 4 jours l'hématémèse.

La rate ne semblait pas changée depuis que nous ne l'avions vue. Il est très-probable qu'elle avait diminué à la montagne et que ce sont les derniers paroxysmes qui l'ont augmentée.

En outre, la malade toussait beaucoup. Mais à l'auscultation nous ne découvrîmes que des râles à grosses bulles.

La malade prit 16 grammes d'Eucalyptus globulus, et elle renouvela cette dose le lendemain, les symptômes n'ayant pas été conjurés complétement. Le 10, quoique la malade se trouvât notablement mieux, elle continua, par mesure de précaution, à prendre 6 gram d'Eucalyptus par jour, pendant huit jours.

Le 22. La rate était limitée en haut par la 9° côte, et en bas elle descendait jusque à 3 centimètres dans l'hypocondre. Leucorrhée très-forte.

Nous trouvâmes dans le vagin, sur les nymphes et le col de la matrice, des petites plaques grisâtres, plus ou moins ovales. Ces plaques n'étaient nulle part adhérentes à la muqueuse si ce n'est à celle du col de la matrice où elles déterminaient, si on les détachait, de petites érosions ou exulcérations superficielles.

Nous trouvâmes dans les plaques le même cryptogame — filaments longs, très-ténus, très-fragiles, simples — comme dans les muguets de gencives de la même malade. Le mucus utérin est dense, gris-sale, il rougit le papier de tournesol. (Notons que la malade n'a point eu d'enfant depuis 12 ans.)

La malade se soumet à un traitement des eaux de Lons-le Saunier pendant cinq semaines. Ce temps écoulé, nous eûmes la satisfaction de constater une diminution notable de la rate; la constipation est conjurée, ainsi que les fleurs blanches. La malade est bien réglée; elle prend de l'embonpoint. Le sang renferme beaucoup moins de globules blancs Remarquons encore qu'à peine la malade avait-elle fini sa saison de bains qu'il s'était montré un autre parasite — le tœnia. — Le kousso la débarrassa de cet hôte incommode.

V

Le résultat obtenu par nos eaux semble un revers plutôt qu'un succès. Car la rate n'est pas rentrée dans les limites physiologiques ; les globules blancs sont encore en trop grand nombre dans le sang. En un mot la leucémie est loin d'être guérie après la première saison.

Nous publions, néanmoins, cette observation parce qu'elle nous semble instructive à plusieurs points de vue.

1° Elle corrobore notre opinion que la diminution de chlorure de sodium dans le sang favorise le développement parasitaire.

En effet, notre malade était une pépinière ambulante de champignons. Les muqueuses de la langue, des gencives, de l'estomac, des organes urogénétiques en étaient tapissées. Les intestins offraient encore un asile à un parasite animal ;

2° Coïncidence des hémorrhagies avec les paroxysmes intermittents ; ou plutôt flux cataménial dévié de la route physiologique par les accès de la fièvre intermittente ;

3° Leucorrhée déterminée par l'état palustre ou par la présence des parasites ;

4° Acidité du mucus utérin et stérilité ;

5° Efficacité de l'Eucalyptus globulus là où le sulfate de quinine refuse son action spécifique.

Pendant que nous écrivons ces lignes nous avons devant nous· l'excellent petit « Journal de médecine et de chirurgie pratiques » (1872, p. 363) ; journal indispensable au médecin de province soucieux d'apprendre les découvertes récentes faites dans le domaine de la science médicale. Nous trouvons dans ce journal un compte-rendu d'une thèse de M. Bartharez qui, s'appuyant sur M. Gueneau de Mussy, recommande le sulfate de quinine contre l'hémorrhagie de la matrice.

La thèse cite une observation de métrorrhagie, réfractaire à l'usage de l'ergot de seigle, et conjurée par le sel quinique. Cette même thèse avoue, d'ailleurs, quelques insuccès de ce même sel dans la maladie en question.

Nous regrettons de ne pas posséder la thèse citée. Dans le compte-rendu il est fait mention de la fièvre et de l'anémie. Mais y a-t-il un état palustre ? la rate est-elle engorgée ? les globules blancs du sang sont-ils augmentés ? l'hémorrhagie a-t-elle été plus forte à l'époque de frissons, si frissons il y avait ? Tant que ces questions ne seront pas élucidées, nous l'avouons, nous n'oserons pas détrôner l'ergot de seigle, le seul spécifique pour l'utérus, pour attribuer à la quinine sa vertu hémostatique.

D'ailleurs, la relation qui existe entre la fièvre et la métror-rhagie n'a pas échappé au célèbre auteur, M. de Mussy, il espérait même « en modérant, par la quinine la circulation générale, modé-« rer aussi l'afflux du sang vers les vaisseaux utérins. » Mais cette relation, M. de Mussy la donne comme une simple hypothèse. En effet, il nous semble difficile de la constater physiologiquement. Par contre, nous croyons avoir démontré, physiologiquement et patho-logiquement, la relation qui existe entre toutes les hémorragies, quelle que soit leur source, avec la fièvre intermittente ou l'état palustre. La quinine, soit comme parasiticide, soit par toute autre vertu, prévient la fièvre et avec elle le stadium de froid et de frissons qui déterminent une augmentation de pression intravasculaire et ensuite une hémorragie.

Nous avons aussi une observation de métrorrhagie que nous regrettons de ne pouvoir produire ici. L'ergot de seigle et la quinine nous ont refusé leur service ; mais l'Eucalyptus globulus a, le premier jour, eu raison de cette hémorrhagie qui n'était qu'un symptôme de l'état palustre.

6° Les eaux de Lons-le-Saunier sont spécifiques pour les engorgements de la rate.

Nous ignorons combien la France possède de sources d'eaux minérales auxquelles on puisse attribuer la vertu de diminuer une rate leucémique, et cela pendant que le malade continue à séjourner dans un endroit exposé aux effluves miasmatiques.

7° Les eaux de Lons-le-Saunier, comme toutes les eaux chlorurées-sodiques, sont anti-parasitaires.

8° Toutes les eaux chlorurées-sodiques sont réputées pour leur efficacité contre la stérilité, ainsi que contre l'impuissance chez les hommes.

Presque tous ceux qui ont écrit l'histoire du Jura ou qui ont traité de sa géologie, mentionnent la tradition que les eaux de Lons-le-Saunier avaient toujours passé pour conjurer ces deux affections chez l'homme comme chez la femme. M. Dumoulin en a obtenu la guérison par les eaux de Salins.

Cette action thérapeutique des eaux chlorurées-sodiques ne nous semble plus être un problème physiologique à résoudre. Elle consiste dans l'alcalinité qu'elles rendent à toutes les sécrétions, y compris le mucus uterin.

Nos expériences recueillies pendant les deux saisons dernières dans l'établissement des bains de Lons-le-Saunier ne nous permettent pas encore d'en tirer des conclusions.

Nous trouvons dans notre relevé clinique plusieurs cas de stérilité observés chez des malades du Jura et de Lyon. Toutes ces malades se trouvaient dans un état palustre et, ce qui est à noter, leur mucus utérin était acide. Elles ont passé une saison dans notre établissement, et retournèrent chez elles, les unes complètement rétablies, les autres presque rétablies ; mais toutes emportèrent le mucus utérin alcalin. Quel que doive être le résultat de cette alcalinité, nous en tiendrons le lecteur au courant.

9° Le médecin sans les sciences exactes, et, dans le cas qui nous occupe, sans la physique — auscultation, percussion et microscopie — ne saurait jamais être qu'un rhabilleur, un *saigneur*.

Encore quelques mots avant de finir. Notre malade affectée de leucémie liénale souffrait toujours d'une constipation opiniâtre. Dans d'autres pays c'est la diarrhée que nous avons trouvée en cortége de la leucémie.
Nous attribuons la constipation à l'abus prolongé des purges.

VI

Le cadre restreint dont nous disposons pour ce travail ne nous permet pas d'augmenter ici le nombre de nos observations.
D'ailleurs, nous les destinons, avons-nous dit, à un autre ouvrage que nous espérons livrer sous peu à la publicité.

Disons seulement en résumé que nous avons encore employé efficacement les eaux de Lons-le-Saunier dans plusieurs cas de maladies externes et de maladies de la peau.

Un jardinier de Lons-le-Saunier qui était depuis longtemps atteint
d'un érythème envahissant toute la jambe droite et déterminant
plusieurs ulcérations atoniques, en fut radicalement guéri après
l'usage des bains de Lons-le-Saunier pendant cinq semaines.

Un malade de Lyon était atteint d'une périostite traumatique du
fémur droit qui avait déterminé d'énormes abcès dans la cuisse.
Ces abcès furent opérés à Lyon ; mais il se forma deux fistules qui,
pendant un an, donnaient issue à un liquide sanieux.

Le malade nous est venu amaigri, dyspeptique, constipé, mais
sans fièvre notable. Nous constatâmes, en outre, en formation un
grand abcès dans les muscles de la fesse droite.

Pendant trois semaines le malade a dû être porté dans son bain,
qu'il a pris tous les matins, d'abord chez lui, ensuite à l'établissement. Après deux mois, ou après avoir pris environ soixante bains,
le malade se rendit à pied à la gare, éloignée de 1 kilom. 1/2 de
sa maison d'habitation.

Pour la maladie de la peau, nous n'avons que quelques cas d'eczème aigu qui furent guéris dans six à huit jours, ainsi que deux
eczéma marginatum d'Hébra.

VII

Avant de finir ce travail, nous tenons à signaler l'abus que commettent les Lédoniens en se servant de nos eaux comme purge.

Quelques-uns se purgent tous les printemps, parce que, disent-ils, les vignes bourgeonnent....

Voilà au moins une physiologie à la portée de tout le monde.

Les autres, plus soucieux de leur santé, ceux qui ont toujours un

peu de camphre dans la poche, une pastille de Vichy à la bouche, les autres, disons-nous, se purgent tous les mois.
On leur a dit qu'il faut souvent nettoyer *la marmite*.

Pour les empiriques, avec les cornues et les matras hideux on ne prépare que des *banquets immondes*. La marmite, charme indescriptible, voilà ce que jadis le peuple élu de Dieu, devenu libre, a regréttée; la marmite, enfin, cet autel sur lequel on laisse monter la fumée fragrante vers la déesse *Affinité* qui dispense de savoir et de croire.

Le médecin éclairé, ou mieux le médecin, doit combattre ces funestes préjugés, et faire comprendre que ces « *raclures de boyaux* », loin d'être « *des humeurs* », de la *matière peccante* rendues visibles et palpables par les purges, sont, au contraire, des principes orga-

, niques essentiels de la vie animale ; et qu'en arrachant ces « *raclures* » du sein de l'économie, loin d'en éliminer un principe morbide, comme le prétendent l'empirique et le marguiller de village, on détermine *toujours* une maladie : l'atonie des intestins, occasionnant la constipation qui suivra les purges, l'anémie avec tout son cortége de symptômes morbides ; voilà la seule conséquence de ces *raclures*.

Nous espérons, en outre, que le propriétaire éclairé de l'établissement saura mettre un terme à cet abus des purges, au moins pour ce qui le concerne, en interdisant l'usage de sa source, sans ordonnance d'un médecin.

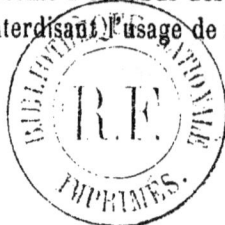

FIN.

Imp. Jules Lançon, à Lons-le-Saunier.

IMPRIMERIE ET LITHOGRAPHIE DE JULES LANÇON,

RUE SAINT-DÉSIRÉ, 20, A LONS-LE-SAUNIER

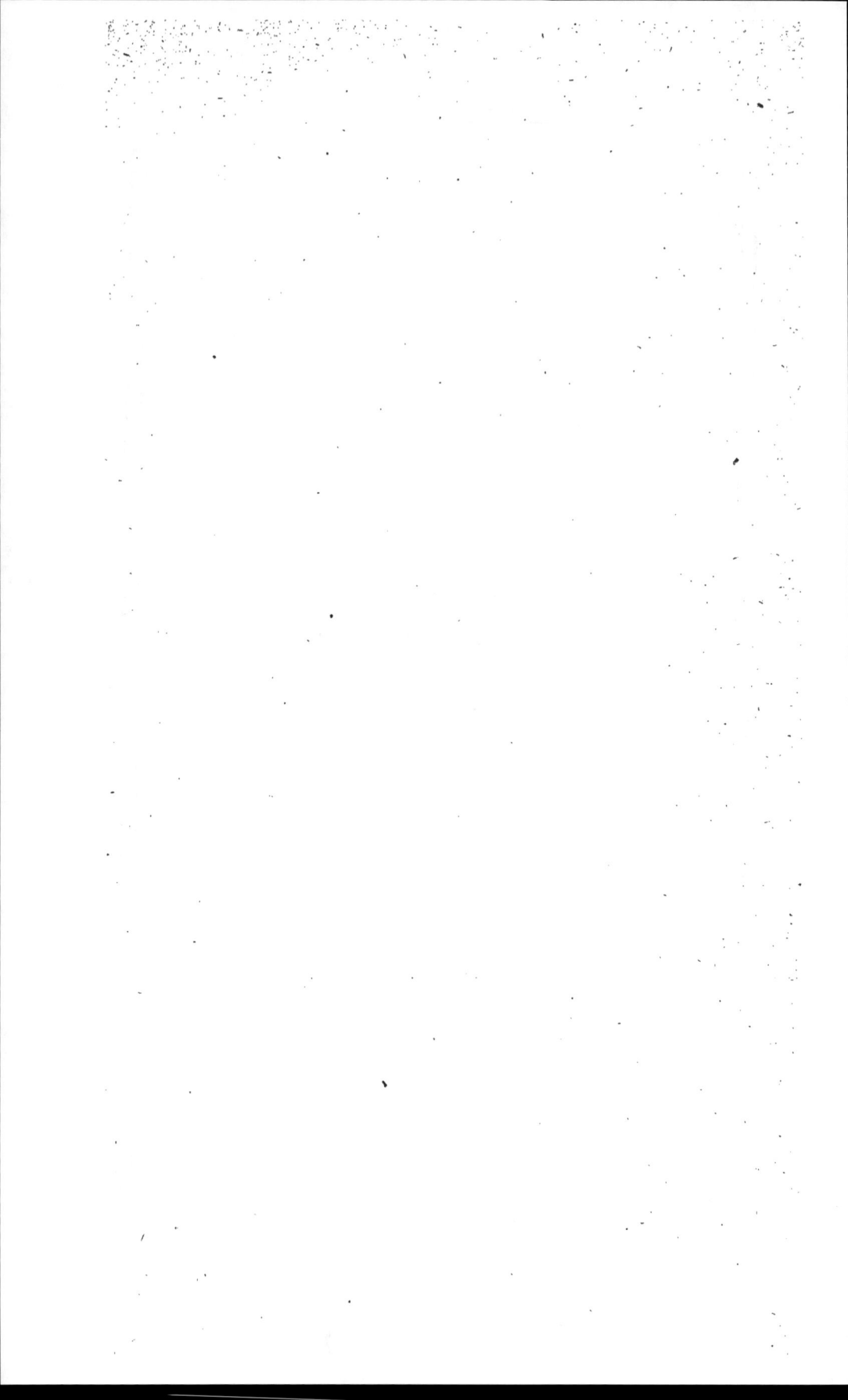

www.ingramcontent.com/pod-product-compliance
Lightning Source LLC
Chambersburg PA
CBHW071459200326
41519CB00019B/5799